CADMOS HUNDEPRAXIS

Hab' keine Angst mein Hund

CADMOS HUNDEPRAXIS

Lesen
Lernen
Wissen

ROLF C. FRANCK
MADELEINE GRAUSS

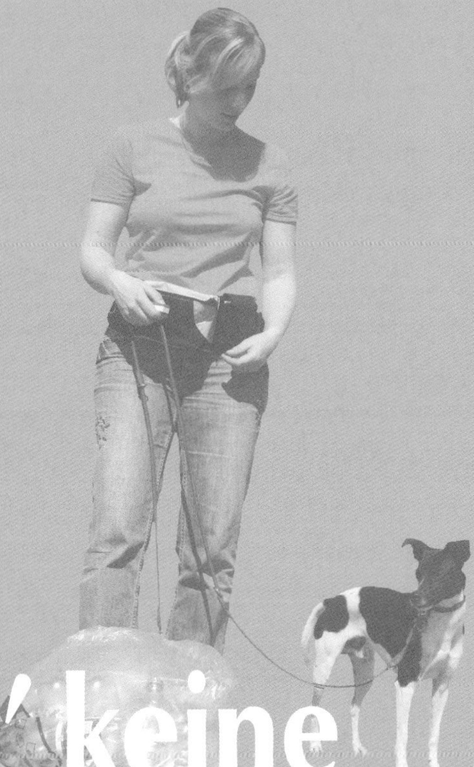

Hab' keine Angst mein Hund

Ängste bei Hunden erkennen und abbauen

CADMOS

Impressum

Gestaltung: Ravenstein + Partner, Verden
Satz: Grafikdesign Weber, Bremen
Titelfoto: Madeleine Grauss
Fotos: Madeleine Grauss
Lektorat: Dorothee Dahl
Druck: agensketterl Druckerei, Mauerbach

Printed in Austria

ISBN 978-3-86127-760-6

Inhalt

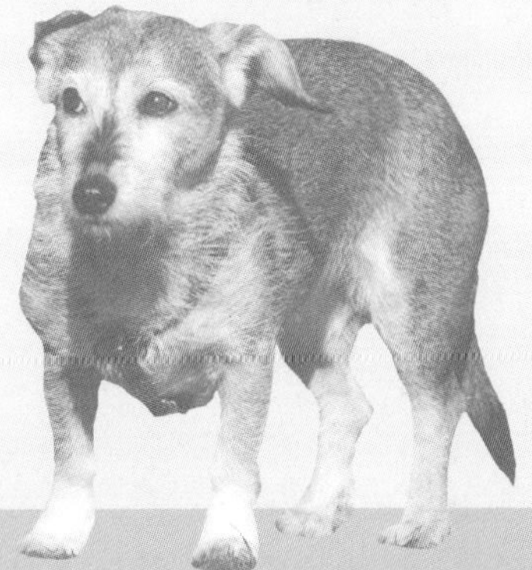

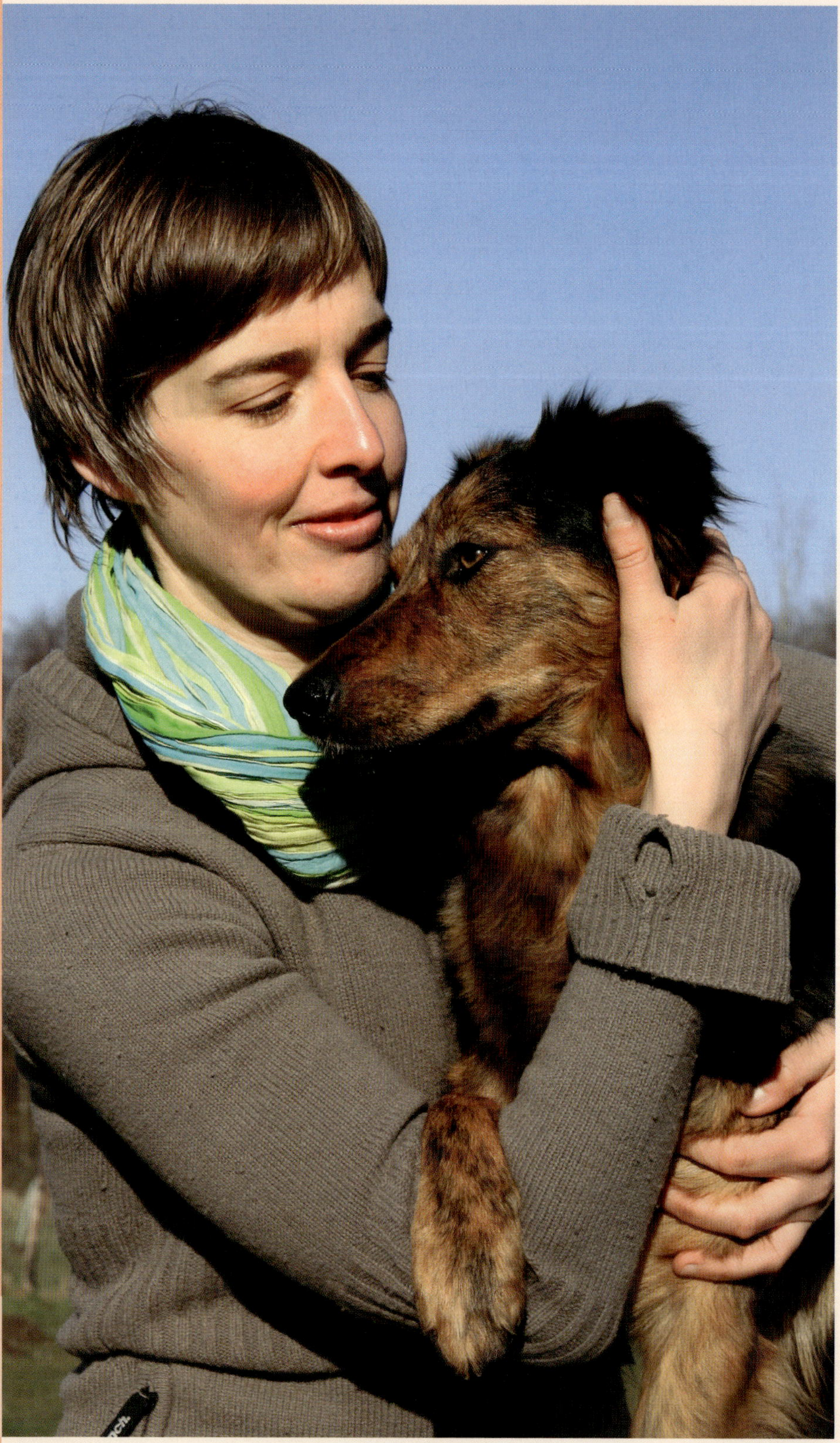

Eine enge Bindung zwischen Mensch und Hund ist die ideale Ausgangsposition.

Einleitung

„Wenn ich ihm doch nur helfen könnte!"

Besitzer von ängstlichen Hunden haben alle eine Gemeinsamkeit. Wenn man sie auf ihren Hund anspricht, bekommen sie einen Gesichtsausdruck, der so viel aussagt wie oben genannter Satz. Oft sprechen sie die Worte auch aus. Was steht hinter dieser Aussage, diesem Wunsch? Zunächst vermutlich das Verlangen, dem vierbeinigen Freund aus seiner Misere zu helfen. Je nach Intensität des Problems schwingen aber noch weitere Dinge mit. Eine gute Portion Hilflosigkeit ist erkennbar, nicht selten sogar Verzweiflung und Resignation. Oft haben Besitzer von ängstlichen Hunden schon verschiedene Versuche unternommen, ihrem Tier zu helfen, es zu „therapieren". In diesem Fall spielt auch Frustration eine gewisse Rolle. So mancher Hundehalter hat sich schon von anderen anhören müssen, dass immer der Mensch an Verhaltensproblemen des Hundes schuld sei. Schuldgefühle spielen also oft auch eine Rolle. Für manche Menschen können die Ängste des eigenen Tieres sogar einen negativen Einfluss auf die eigene Lebensqualität haben.

Haben Sie einen Hund, dessen Leben von Ängsten beeinflusst oder sogar bestimmt ist? Dann gibt es gute Nachrichten. Sie halten gerade ein Buch in der Hand, das Ihnen helfen wird. Es wird Ihnen zunächst erklären, warum Hunde so oft zu ängstlichem Verhalten neigen. Die entwicklungsgeschichtlichen Hintergründe werden gezeigt und der psychologische Mechanismus von Angstproblemen erklärt. Es werden die häufigsten Angstprobleme geschildert und wie sie entstehen. Außerdem bieten wir Ihnen Lösungswege an, die das Problem Ihres Hundes auf verschiedenen Ebenen angehen.

Sie lernen, wie Sie den Alltag des Hundes so gestalten können, dass er sich insgesamt wohler fühlt und seine Ängste einen geringeren Raum einnehmen als bisher. Weiterhin zeigen wir Ihnen, wie Sie verhindern können, dass sich seine Angst verschlimmert und ausweitet. Und wir zeigen Ihnen unsere erprobten und umsetzbaren Herangehensweisen, mit denen wir schon vielen Hunden helfen konnten.

Ihren Wunsch, dem eigenen Hund helfen zu können, wird dieses Buch ganz sicher erfüllen. Wie nahe Sie dem Ziel eines völlig angstfreien Hundes kommen, hängt von vielen Faktoren ab. Von der verfügbaren Zeit und dem Geschick des Besitzers, von der Natur des Hundes und von der Ursache und der Intensität des Problems. Erfahrungsgemäß haben Besitzer von angst-bestimmten Hunden jedoch keine unrealistischen Vorstellungen. Sie wollen keinen Helden aus ihrem Hund machen, sondern möchten erreichen, dass er sein Alltagsleben ohne große Einschränkungen entspannt meistern kann. Ist das bei Ihnen auch so? Dann haben wir ein gemeinsames Ziel.

Angst beim Wolf

Schon seit vielen Jahren ist eindeutig klar, dass der Wolf der direkte Vorfahre unseres Haushundes ist. Um den Hund und auch seine Ängste verstehen zu können, hilft es sehr, sich mit dem Verhalten des Wolfes und seinem Entwicklungsweg zum Hund zu befassen.

Vorsicht und Misstrauen

Wölfe sind ausgesprochen scheue und flüchtige Tiere. Die Angst spielte eine zentrale Rolle im Überlebenskampf, besonders angesichts der großen Bedrohung durch den Menschen. Wer nicht früh genug flüchtete, bezahlte oft mit seinem Leben.

Diese Überlebensversicherung basiert darauf, dass Wölfe sich zunächst vor allem fürchten, was sie nicht in früher Kindheit kennengelernt haben – ein Mechanismus, der in abgeschwächter Form auch bei Hunden zu beobachten ist.

Plan A

Jede Tierart hat bestimmte Standardstrategien, um mit Reizen umgehen zu können, die Angst auslösen. Die Standardstrategie des Wolfes ist und war immer die Flucht. Diese genetische Vorgabe sollte man sich jedoch nicht als starres Verhaltensmuster vorstellen, sondern eher als Tendenz, es als Erstes mit dieser Lösung zu versuchen. Je öfter diese Strategie praktiziert wird, desto besser sitzt sie. Diese Eigenschaft haben sie auch ihren entfernten Nachfahren, den Hunden, mitgegeben, glücklicherweise in weit abgemilderter Form.

Plan B

Erst wenn für einen Wolf bei der Begegnung mit etwas Unbekanntem die Flucht keine praktikable Lösung darstellt, wird er versuchen, sich zu verteidigen. Dies kann passieren, wenn er in die Ecke gedrängt wird oder wenn für ihn wichtige Dinge auf dem Spiel stehen. Letzteres könnte beispielsweise für ein Muttertier die Flucht zu jungen Welpen sein. Ein Wolf wird normalerweise nur aggressiv, wenn er nicht anders kann. Dies gilt von Natur aus auch für den Hund.

Gefahrvermeidung

Die beiden Strategien Flucht und Verteidigung gehören zum Bereich des Verhaltens, den Biologen Gefahrvermeidungsverhalten nennen. Bei jeder Unterart der Caniden (Hundeartigen) beginnt dieses zu einem unterschiedlichen Zeitpunkt zu wirken. In den ersten Lebenswochen gibt es einen Zeitraum, in dem der Welpe auf neue Dinge und Situationen mehr mit Neugier als Vorsicht reagiert. Zu dieser Zeit lernt er die Dinge kennen, mit denen er in seinem späteren Leben zu tun haben wird. Alles, was er jetzt nicht kennenlernt, wird meist später als gefährlich eingestuft. Beim Wolf setzt das Gefahrvermeidungsverhalten durchschnittlich im Alter von 19 Tagen ein. Das ist einer der Gründe, warum es so schwer ist, Wölfe zu zähmen. Nur wenn ein Wolfswelpe praktisch die gesamte Zeit vom Öffnen der Augen am 13. Tag bis zum 19. Tag von Menschen umsorgt wird, bestehen gute Chancen, dass das Tier auch später zutraulich ist, jedenfalls bis zur Geschlechtsreife.

Ein Wolf im Hundepelz?

Bis heute erklärt man Hundeverhalten oft mit falschen Vorstellungen vom Wolfsverhalten, und jedes Problem wird im Zusammenhang mit vermeintlichem Rangordnungsdenken gesehen. Wer mit seinem

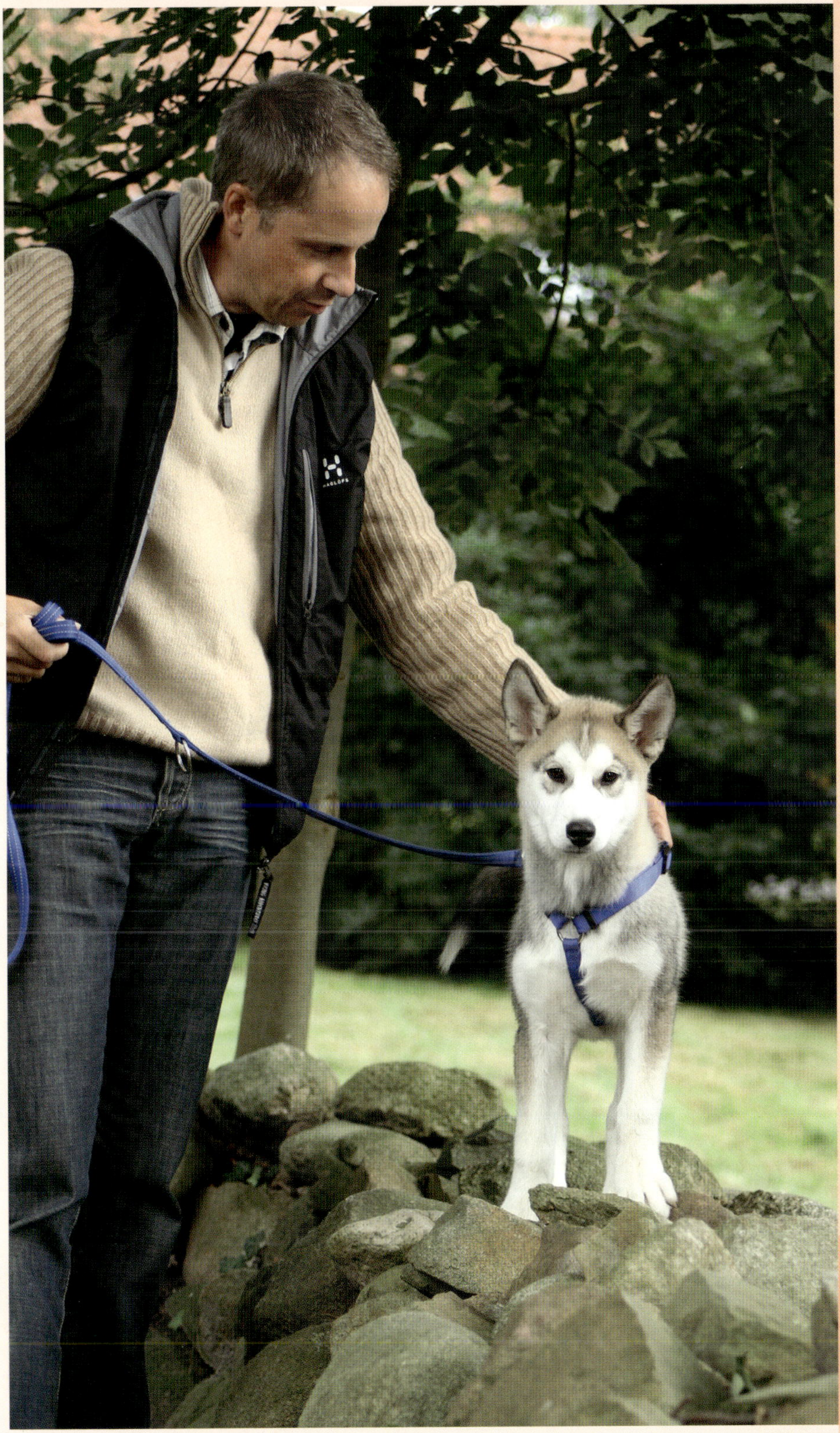

Huskywelpe: Einige Hunderassen stehen dem Wolf genetisch besonders nah und neigen deshalb mehr zu wolfstypischem Verhalten.

Hund Angstprobleme hat, muss sich nur zu oft anhören, dass er für seinen Hund kein gutes Alphatier sei. Aus unserer Sicht gibt es beim Hund kein solches Hierarchiedenken, und es als Erklärung für Angstverhalten heranzuziehen ist mehr als fragwürdig. Trotzdem kann man nicht leugnen, dass der Hund vom Wolf abstammt und viele Ähnlichkeiten mit ihm hat. Gerade bei ängstlichen Hunden kann man beobachten, dass sie sich manchmal wie ein völlig normaler Wolf verhalten.

Angst beim Hund

Was das Angstverhalten angeht, sind Hunde und Wölfe tatsächlich aus dem gleichen Holz geschnitzt, wenngleich es große qualitative Unterschiede gibt. Diese Verschiedenheiten begründen sich vor allem aus der Entwicklungsgeschichte des Hundes.

Der gedeckte Tisch

Der namhafteste Hundeforscher unserer Zeit, Professor Ray Coppinger, erklärt die Domestikation des Hundes sehr logisch und stellt sie in den Zusammenhang mit der beginnenden Sesshaftigkeit der Menschen. Nach ihren vielen Jahrtausenden als Jäger und Sammler bildeten sie vor etwa 8000 bis 10 000 Jahren die ersten Siedlungen. In diesem Zusammenhang entstanden außerhalb der Dörfer erste Abfallhalden und einfache Latrinen. Dies brachte den Wolf auf den Plan, denn er hatte hier die Möglichkeit, sich von den Abfällen des Menschen gut zu ernähren, ohne dafür viel Energie zu verbrauchen. Das einzige Problem für ihn war seine Angst vor dem Menschen, denn sobald ein Mensch zu sehen

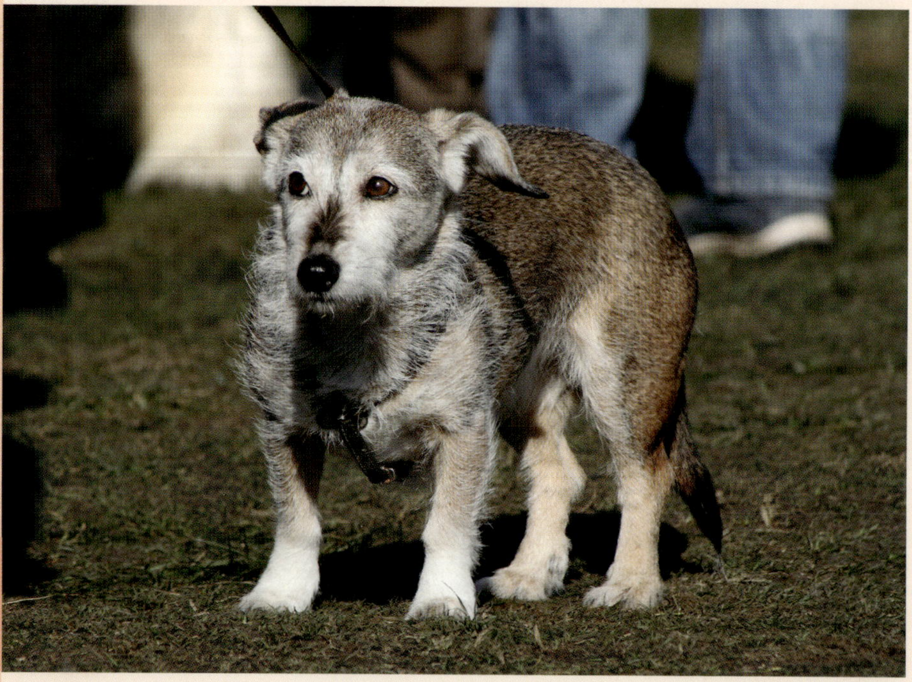

Wie unwohl sich dieser ängstliche Hund fühlt ist offensichtlich.

war, war seine Mahlzeit beendet und der Wolf trat unverzüglich die Flucht an.

Mit der Zeit gewöhnten sich einige Wölfe an die Anwesenheit des Menschen, ihre Fluchtdistanz wurde geringer. Da diejenigen Wolfe mit einer geringeren Fluchtdistanz zum Menschen automatisch mehr Zeit und Gelegenheiten zum Fressen hatten, waren auch ihre Überlebenschancen größer.

Verhaltensstrategien

Je weniger ein Welpe in den ersten Wochen auf das spätere Leben vorbereitet wird, etwa, weil er in einem Stall oder Zwinger aufwächst, desto mehr ähnelt er in seinem späteren Verhalten einem Wolf. Jedes normale Hundeleben wird dann zu einer Herausforderung. Erinnern wir uns noch mal: Was war das nahe liegende Verhalten für einen Wolf, der sich bedroht fühlt? Flucht. Nun stellen wir uns die Situation vor, dass ein Welpe sich bedroht fühlt, weil sich ein fremder Mensch zu ihm herunterbeugt und seine Hand ausstreckt. Zwei mögliche Szenarien sind denkbar: Entweder der junge Hund läuft frei oder er ist angeleint. Im ersten Fall wird er weglaufen und darüber erleichtert sein, dass er die Bedrohung überstanden hat. *Dieses Gefühl der Erleichterung* verstärkt allerdings nicht nur die Fluchtstrategie, sondern auch die Furcht vor unbekannten Menschen. In der Konsequenz wird der Welpe vermutlich in der nächsten Begegnung ängstlicher sein und noch früher flüchten.

Was aber, wenn er an der Leine geführt wird und daher nicht weglaufen kann? Wie der Wolf tendiert auch der Hund dazu, dann aggressiv zu sein. Im günstigsten Fall knurrt der Welpe nur und der Fremde zieht sich zurück. Genauso leicht könnte er aber auch schnappen, besonders wenn das Knurren des Knirpses vorher nicht für voll genommen wurde. Auch hier wird sich der Mensch zurückziehen und der Hund fühlt sich erleichtert, da die Bedrohung vorüber ist. Einerseits hat er nun eine erfolgreiche Strategie gelernt: Beiß sie, dann lassen sie dich in Ruhe. Andererseits wird die Furcht auch hier durch das Gefühl der Erleichterung verstärkt. *Dieses Gefühl spielt bei Verhaltensproblemen eine zentrale Rolle und wir werden an verschiedenen Stellen dieses Buches darauf zurückkommen.*

Egal, ob der junge Hund früh die Taktik des Weglaufens oder der Verteidigung erlernt, sie wird für ihn zur ersten Wahl, wenn es Probleme gibt. Dies muss man wissen, wenn man an Angstproblemen arbeiten möchte, denn dabei geht es oft auch darum, neue Strategien zu vermitteln.

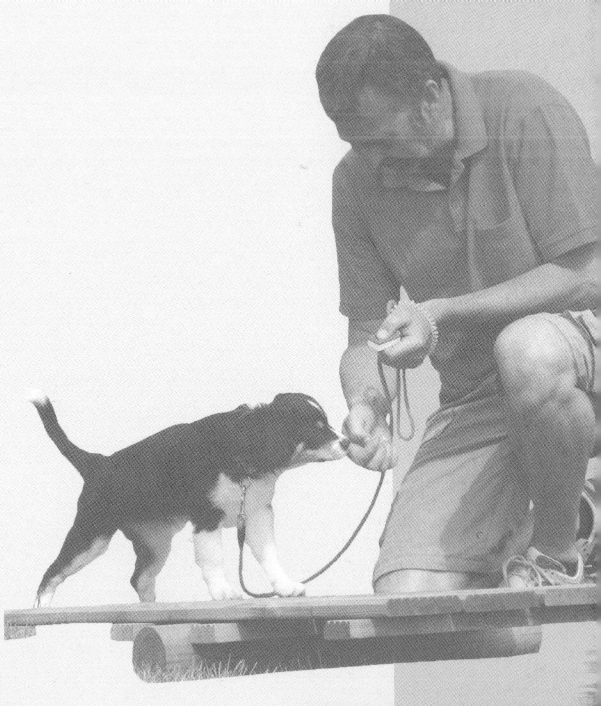

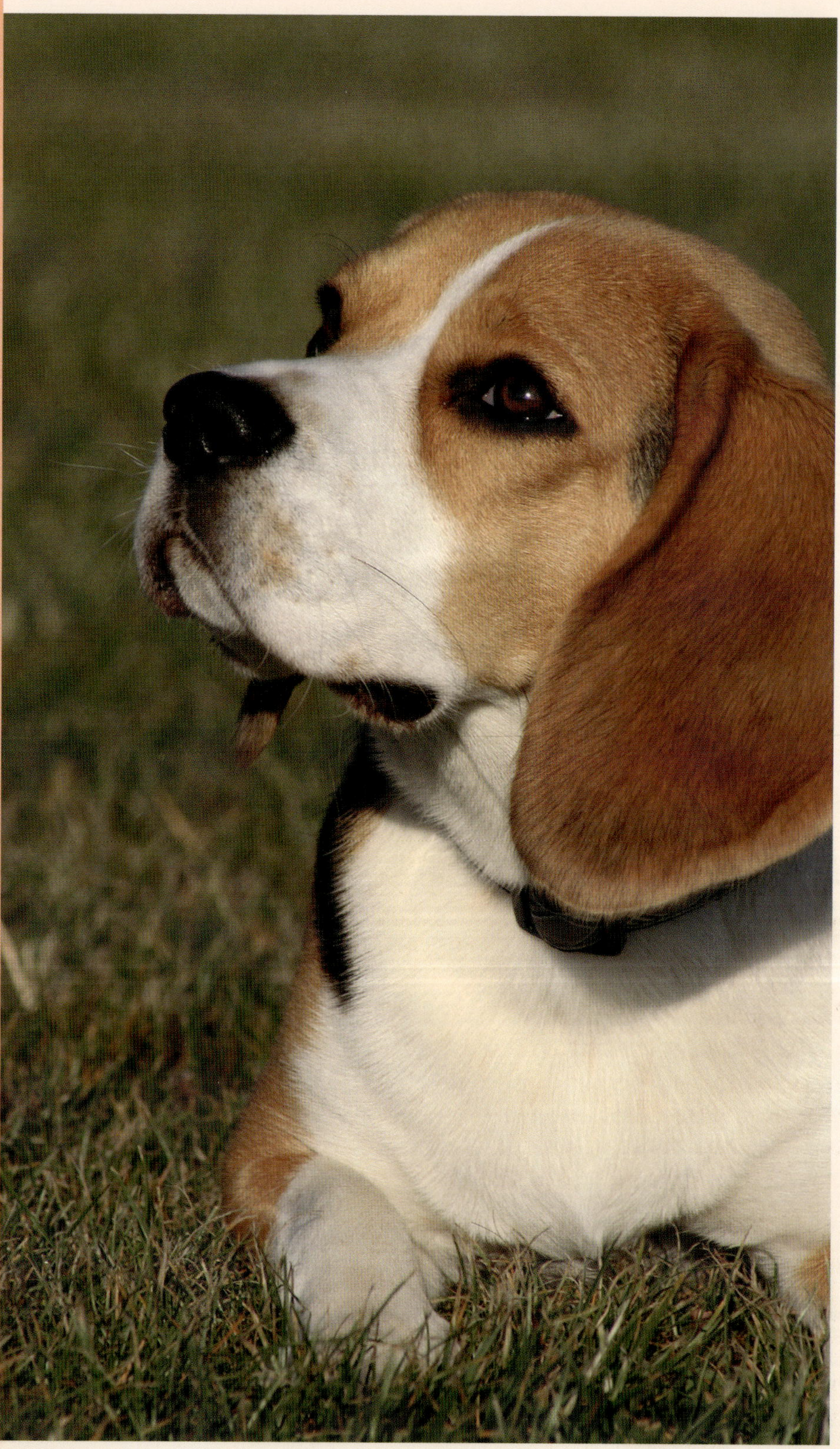

Auch für einen ausgeglichenen Hund ist es normal, hin und wieder vor etwas Angst zu haben.

Ängste verstehen

Um das Angstverhalten eines Hundes besser verstehen zu können, kann man durchaus beim menschlichen Verhalten anfangen. Es hat nichts mit Vermenschlichen zu tun, wenn wir versuchen, uns in die Gefühlswelt des Hundes hineinzuversetzen. Die Emotionen, die ein Hund erlebt, sind mit unseren oft vergleichbar. Auch die körperlichen Prozesse, die während des Angstempfindens ablaufen, sind bei Mensch und Hund gleich.

Was ist Angst?

Die Aufgabe der Angst ist es auch beim Menschen, den Körper auf eine drohende Gefahr vorzubereiten. Ob diese Gefahr real ist oder nicht, spielt keine Rolle, wir haben zumindest das Gefühl einer Bedrohung. Adrenalin wird unter anderem ausgeschüttet, um uns schmerzunempfindlicher zu machen. Das Herz schlägt schneller, damit die Sauerstoffversorgung im Blut erhöht wird und wir sofort leistungs- und reaktionsbereit sind. Genau das Gleiche passiert beim Hund, und da wir solche körperlichen Veränderungen messen können, ist die Annahme gerechtfertigt, dass der Vierbeiner sich auch ähnlich fühlt wie wir. Um unsere Herangehensweise an die verschiedenen Ängste beim Hund nachzuvollziehen, ist es wichtig zu verstehen, dass Ängste immer vor allem aus physiologischer, das heißt körperlicher *Erregung* bestehen. Dieser Erregungszustand kann durch ganz verschiedene Reize ausgelöst werden, die nicht zwangsläufig gefährlich sein müssen.

Sich ängstlich zu fühlen ohne diesen körperlichen Erregungsprozess ist praktisch nicht möglich – ein entscheidender Ansatz für unsere später beschriebenen Trainingstechniken.

Wie viel Angst ist normal?

Wir alle kennen Menschen, die sich leicht mal Sorgen machen und immer gleich das Schlimmste befürchten. Gleiches gilt für

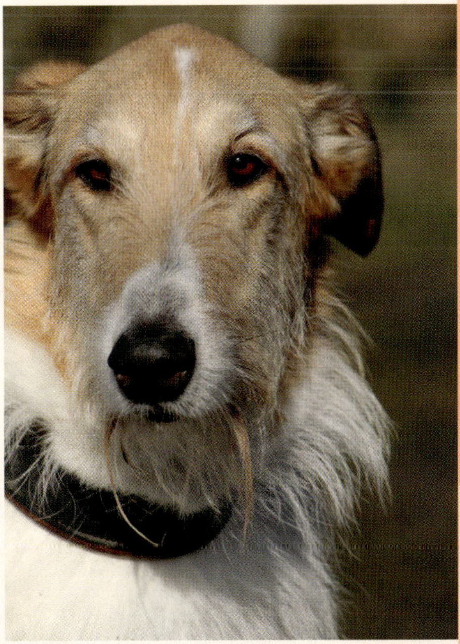

Manche Hunde neigen dazu, sich in allen Situationen Sorgen zu machen.

Hunde: Es gibt Vierbeiner, deren Ängstlichkeit einen wesentlichen Teil ihrer Persönlichkeit bestimmt. Sie neigen dazu, auf unbekannte Situationen, Schreckerlebnisse oder unangenehme Erfahrungen viel heftiger zu reagieren als ein normaler Hund. Generell ängstliche Hunde verarbeiten dann auch langfristig solche Erlebnisse anders. Während ein gelassener, ausgeglichener Hund eine einzige schlechte Erfahrung als Ausnahme abtut, reicht diese bei einem ängstlichen oft schon aus, damit eine anhaltende Angst entsteht.

Wenn Sie in diesem Buch Rat suchen, liegt die Vermutung nahe, dass die Lebensqualität Ihres Hundes bereits durch seine Ängste beeinträchtigt ist. Zum Vergleich ist es für das Leben der meisten Menschen zum Beispiel nicht weiter dramatisch, eine gewisse Angst vor Spinnen zu haben. Wenn man jedoch beginnt, jeden Gang in den Keller oder das Betreten eines anderen Raumes zu vermeiden, um nicht Gefahr zu laufen einer Spinne zu begegnen, wird die Angst langsam zum Problem.

Um das Verhalten langfristig verändern zu können, ist es wichtig, für den eigenen Hund den Erregungszustand und damit verbunden die Intensität beziehungsweise Stärke der Angst einzuschätzen. Als Ori-

Charakterbeschreibung	Erregungszustand in Angstsituation	Angstbewältigungsstrategie
Wenig ängstlich	Nahezu gelassen	Keine nötig
Ängstlich	Leicht erregt, bewusste Entscheidungen sind aber noch möglich	Häufig passive Vermeidung, beispielsweise zu einem „gefährlichen" Reiz nicht hingehen
Sehr ängstlich	Sehr erregt, zum Teil bewusste, aber auch unbewusste Entscheidungen	Aktive Vermeidung, beispielsweise weggehen oder aggressive Signale senden, um etwas oder jemanden zu vertreiben
Angstbestimmt	Panisch, es laufen nur noch unbewusste, das heißt instinktive Reaktionen abohne sich dadurch besser zu fühlen	Keine Strategie vorhanden, welche die Angst tatsächlich mildert, Hund reagiert beispielsweise mit Flucht, Aggression, Herumtrödeln oder Bewegungslosigkeitt, ohne sich dadurch besser zu fühlen

Tabelle 1: Angststufen beim Hund

entierung können dabei die drei Stufen Gelb – Orange – Rot dienen. Hat der Hund gar keine Ängste oder zeigt nur ganz selten Ängstlichkeit, ist dagegen alles im grünen Bereich.

Entstehung von Ängsten

Die Frage, warum Ängste entstehen, ist bis heute nicht eindeutig zu beantworten. Man weiß aber, wie Ängste entstehen und aufrechterhalten werden. Ängste entstehen immer aus dem Zusammenspiel mehrerer verschiedener Faktoren, die zum einen den Hund selbst und zum anderen seine Umwelt betreffen. Dieser Prozess ist dynamisch und kann an vielen Stellen beeinflusst werden.

Spukphase

Unter biologischen Einflüssen versteht man noch einiges mehr als den genetischen Anteil von bestimmten Charaktereigenschaften. Alle möglichen Vorgänge im Körper können für die Entwicklung von Ängsten eine Rolle spielen. Viele Verhaltensexperten sprechen beim Hund von einer Spukphase (*spooky phase*), die zwischen dem sechsten und achten Lebensmonat liegt. Während dieser Zeit reagieren Junghunde tendenziell ängstlicher auch auf Reize, die sie zuvor bereits kennengelernt haben. Biologisch

Manche Dinge sehen aus der Welpenperspektive viel bedrohlicher aus.

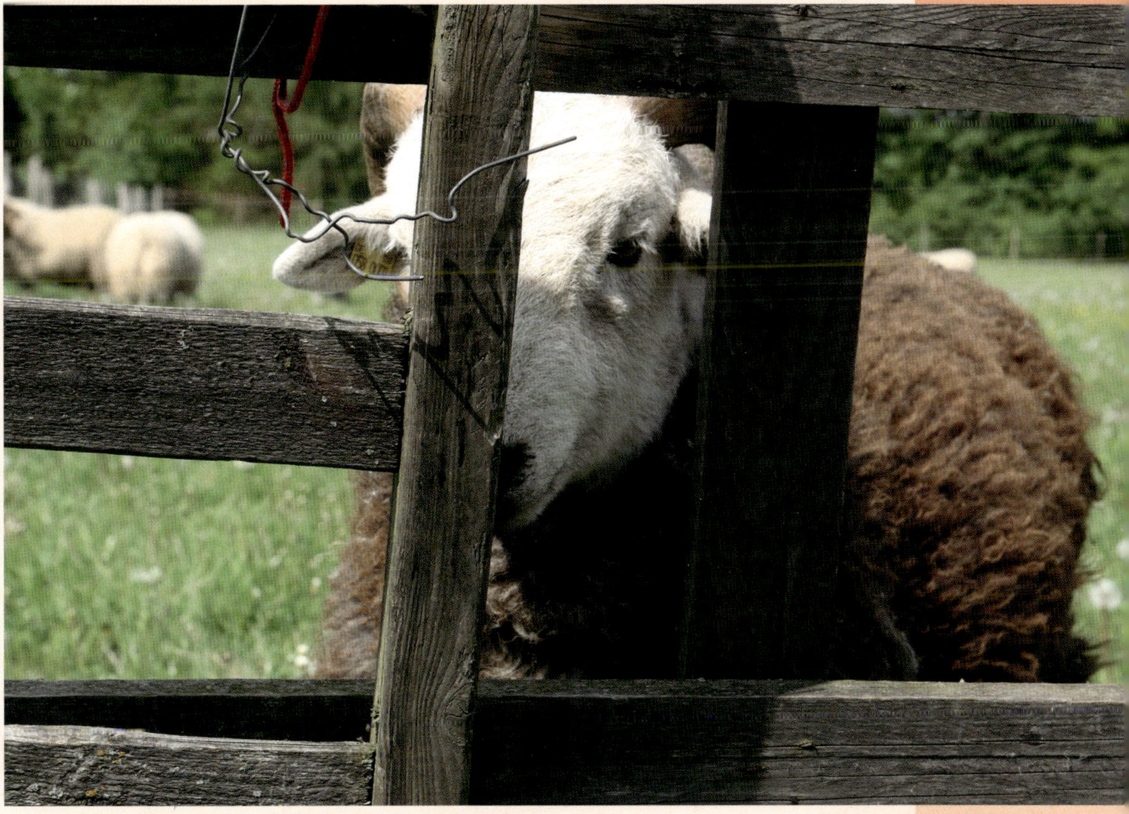

fällt dieser Zeitraum mit der Pubertät zusammen, das heißt, es finden Veränderungen im Körper und im Hormonhaushalt statt. Die Wahrnehmung der Außenwelt wird während dieser Zeit auch von der Wahrnehmung innerer Reize, wie Schmerzen beim Durchbrechen der Backenzähne, beeinflusst.

Umwelterfahrungen

In Zusammenhang mit dem schon erwähnten Beginn des Gefahrenvermeidungsverhaltens wird klar, dass die frühe Kindheit eines Welpen eine entscheidende Rolle für seine spätere Ängstlichkeit spielt. Tatsächlich kann man sagen, dass die allermeisten Hunde mit Angstproblemen in ihren ersten Lebenswochen nicht genug erlebt haben. Wenn uns jemand fragen würde, was er tun müsste, um einen Hund ohne Angstprobleme zu bekommen, wäre die Antwort klar: Suchen Sie sich einen Züchter, der seine Welpen intensiv betreut und ihnen eine große Erfahrungswelt bietet.

Der Züchter hat einen großen Einfluss auf die Entwicklung der Welpen.

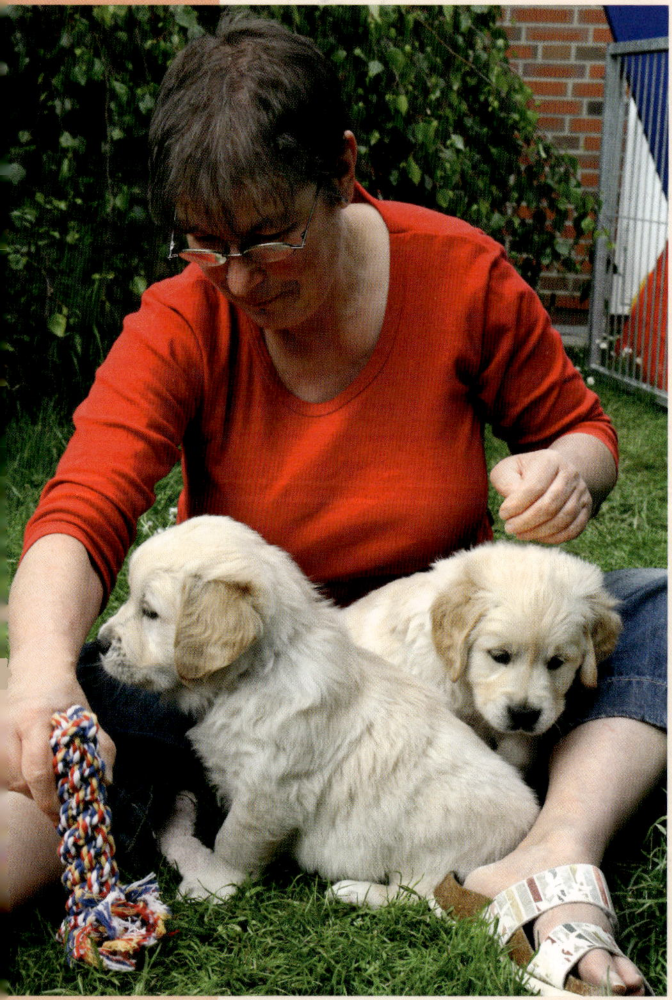

Zusammenspiel biologischer und Umweltfaktoren

Wie bereits in der Einleitung erwähnt, entstehen Ängste nicht aufgrund eines einzelnen Faktors. Gerade wenn es um den Einfluss von Genetik und Umwelt geht, wird klar, wie schwer es ist, diese zu trennen. So sind Hunde mit Angstproblemen in den meisten Fällen solche, die leicht zu erregen sind. Diese Eigenschaft wird aber zumindest durch zwei Faktoren beeinflusst.

Einerseits gibt es viele Hunderassen, die dafür gezüchtet wurden, auf kleine Reize mit hoher Erregung zu reagieren, das heißt schnell von null auf hundert zu sein. Hütehunde sind schnell erregt, wenn es um Bewegungsreize geht. Sie sollten sofort stark reagieren, wenn ein Schaf aus der Herde ausbrach. Je nach ihrer ursprünglichen Aufgabe kann man so für jede Rasse das genetische Potenzial für leichte Erregbarkeit abschätzen. Andererseits wird das Nervenkostüm des einzelnen Hundes geprägt durch seine Umwelt- und Lernerfahrungen. Je mehr ein Hund zu den leicht erregbaren Typen gehört, desto wichtiger ist wieder der Aspekt der frühen Gewöhnung an viele unterschiedliche Reize wie

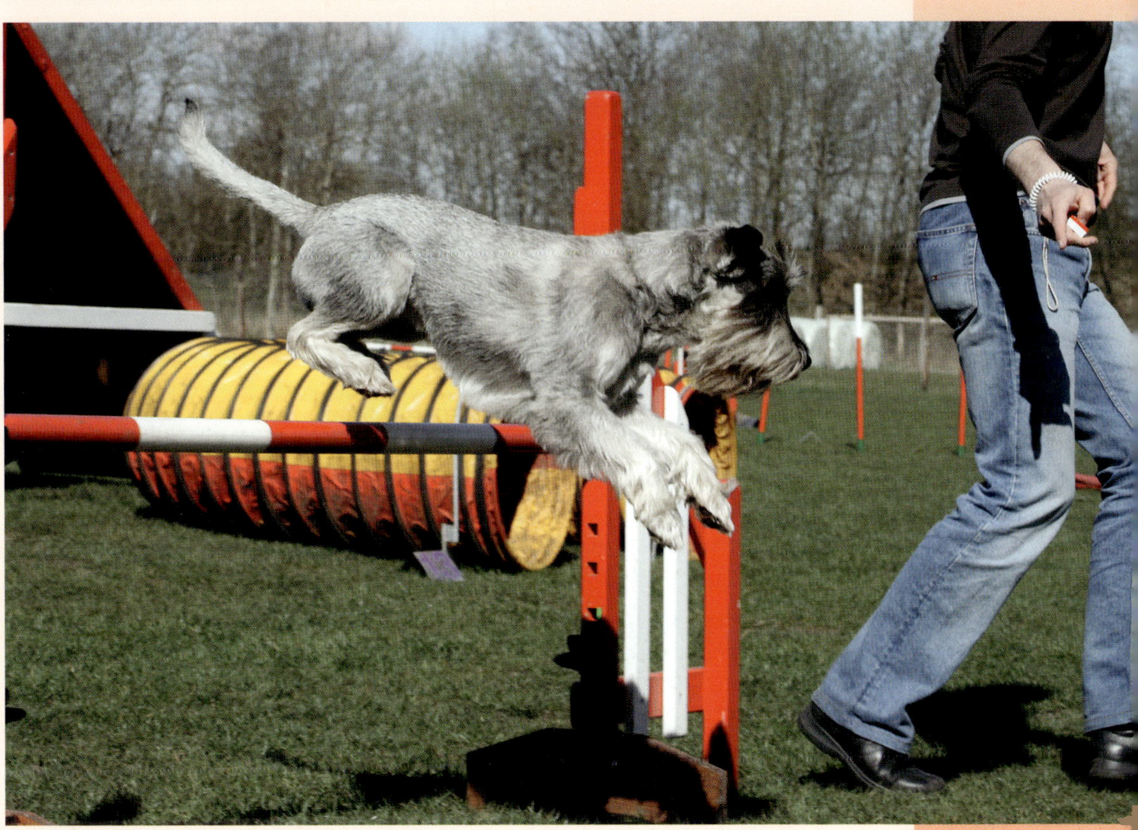

Mit positiven Trainingsmethoden können Sie im Hundesport ihrem Hund viele Erfolgserlebisse verschaffen und so sein Selbstbewußtsein stärken.

Geräusche, Anblicke und Berührungen. Hat man also einen flippigen Terrier, Belgischen Schäferhund oder Boxer zu Hause, sollte man mit diesem Hund vor allem üben, bei der Konfrontation mit immer neuen Reizen ganz cool zu reagieren.

Alltag

Das Alltagsleben eines Hundes ist geprägt von ganz unterschiedlichen Abläufen. Mal hat man mehr Zeit für einen Spaziergang, dann wiederum regnet es die ganze Woche und es gibt eher kürzeres Gassigehen. Einige Hunde leben jedoch dauerhaft unter Bedingungen, die ihr Wohlbefinden belasten. Sie haben vielleicht ständig zu wenig Bewegung, Beschäftigung und schöne Erlebnisse. Auch der gegenteilige Fall, nämlich zu viel Aktion, Sport und Aufregung ohne genügend Ausgleich und Schlaf, beeinträchtigt das allgemeine Befinden. Die daraus resultierende Langeweile oder aber erhöhter Stress begünstigen möglicherweise die Entstehung von Angstproblemen.

Krankheiten

Krankheiten können auf mehreren Ebenen mit der Entstehung von Ängsten zusammenhängen. Am einfachsten zu verstehen ist dieser Faktor, wenn vermehrte Ängstlichkeit ein bekanntes Symptom einer bestimmten Krankheit ist, wie beispielsweise Diabetes. Bei dieser Erkrankung können wir abklären, ob unser Hund darunter lei-

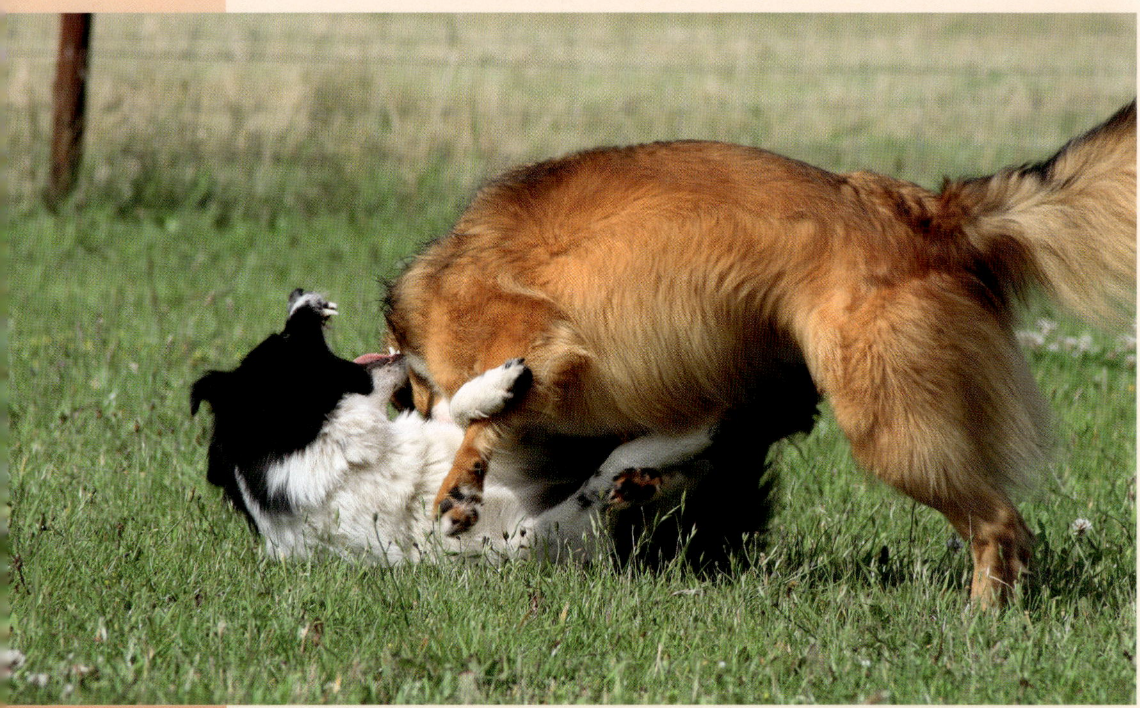

Es kann passieren, dass ein Hund beim wilden Spiel mit anderen Hunden Schmerzen erlebt. Möglicherweise verknüpft er dies dann mit der Begegnung mit anderen Hunden und hat fortan Angst vor ihnen.

det. Von verschiedenen Infektionskrankheiten, zum Beispiel der Borreliose, ist bekannt, dass sie mit Angstverhalten in Verbindung stehen. Erkrankungen in bestimmten Hirnregionen, wie Epilepsie oder Gehirntumoren, können ebenfalls andauernde oder anfallsartige Angst- und Panikattacken auslösen, die auch mit aggressivem Verhalten gekoppelt sein können.

Oftmals sind es versteckte Wege, auf denen sich Krankheiten und vor allem damit verbundene Schmerzen auswirken. Da man Hunden schlecht erklären kann, warum ihnen nach einer Operation etwas wehtut, kommt es häufig zu Reizübertragungen und etwas, was man mit abergläubischem Verhalten des Menschen vergleichen kann. Der Vierbeiner erlebt in irgendeiner Situation, zum Beispiel dem Toben mit Artgenossen, plötzlich Schmerzen und meidet ab sofort ängstlich andere Hunde. Selbst für den Besitzer wird ein solcher Zusammenhang nicht direkt offensichtlich, da wir ja nicht in das Tier hineinschauen können.

Wer denkt bei besonders schreckhaftem Verhalten seines Hundes schon zuerst an Augen- und Sehprobleme? Allein schon aus dem Grund, um mögliche organische Ursachen auszuschließen, sollte vor allem bei plötzlichen Verhaltensänderungen immer erst einmal ein Tierarzt zurate gezogen werden. Dieser kann außerdem Auskunft darüber geben, ob eventuelle Nebenwirkungen verabreichter Medikamente mit den Ängsten des Hundes zu tun haben könnten.

Der Teufelskreis der Angst

Die Reihe der Dinge, vor denen Hunde Ängste entwickeln, ist lang. Ob diese tatsächlich eine potenzielle Gefahr darstellen, ist dabei egal. Die Theorie, dass Hunde sich vor allem vor solchen Dingen fürchten, die ihnen in der Natur (womit wohl eher ihr Vorfahre, der Wolf, gemeint ist) gefährlich werden könnten, ist wenig aufschlussreich, aber schwer widerlegbar. Prinzipiell ist damit nämlich erst einmal alles gefährlich, was nicht bereits positiv besetzt ist. Und ängstliche Hunde fürchten sich vor dem Geräusch eines Toasters genauso wie vor Gewehrschüssen. Mitentscheidend dafür, ob aus einem ersten Schreckerlebnis eine tiefe Angst entsteht, ist die Strategie, die der Hund zur Bewältigung seiner Probleme entwickelt.

Auslöser

Als Auslöser bezeichnen wir solche Reize, die eine Angsterregung beim jeweiligen Hund verursachen. Grundsätzlich kann man zwischen äußeren und inneren Reizen unterscheiden. Innere Reize sind unter anderen Hunger, Durst, Müdigkeit, Frieren oder Schmerz. Dies sind selten direkte Auslöser von Ängsten, sie können aber stark zur Intensität des Problems beitragen. Äußere Reize hingegen sind in den meisten Fällen als konkrete Auslöser einer Angst festzumachen. Bei Hunden, die Angst vor Passanten haben, kann man sagen, dass es sich beim Auslöser um einen optischen Reiz, also den Anblick eines fremden Menschen handelt. Hunde, die sich vor bestimmten Geräuschen fürchten, reagieren auf akustische Auslösereize. Die meisten Ängste bei Hunden werden tatsächlich durch optische oder akustische Reize aktiviert. Hin und wieder kommen auch Gerüche oder den Tastsinn betreffende Reize infrage.

Reizübertragung

Wichtig zu wissen ist, dass es beim Auslöser zu Übertragungen auf andere Reize kommen kann. Bei Hunden, die Angst vor Gewitter haben, beobachtet man manchmal schon beim vorher aufkommenden Wind, dass der Hund sich fürchtet. Und das, obwohl er ursprünglich keine Angst vor Windgeräuschen hatte, diese aber mehrfach dem eigentlichen Auslöser vorausgingen. In extremen Fällen können durch die Reizübertragung immer mehr und mehr Auslösereize dazukommen.

Vermeidung und Erleichterung

Das Phänomen der Reizübertragung eignet sich gut, um zu verstehen, wie Ängste beim Hund entstehen, aufrechterhalten werden und leider in den meisten Fällen immer schlimmer werden. Im Folgenden erläutern wir an einem Beispiel einen typischen Verlauf: Hund Benno ist allgemein ängstlich, hat in seiner Kindheit wenig Kontakt zu fremden Menschen gehabt oder stammt vielleicht von ängstlichen Eltern ab und konnte bei seiner Mutter bereits ängstliches Verhalten gegenüber Menschen beobachten. Benno ist gerade acht Monate alt, also mitten in der Spukphase, als er beim Spaziergang mit seinem Frauchen im Wald einen Jäger trifft. Dieser wirkt durch Hut und Gewehr unter Umständen ungewohnt auf den Hund. Nun spricht er Bennos Frauchen mit deutlichen Worten an, da Benno ohne Leine im Wald unterwegs ist. Für Benno ist die ganze Situation ziemlich aufregend, möglicherweise wirkt die Situation einschüchternd auf ihn. Er zeigt dies durch sein Verhalten: Als Frauchen versucht ihn an die Leine zu nehmen, weicht er aus und läuft zum Auto zurück. Wir

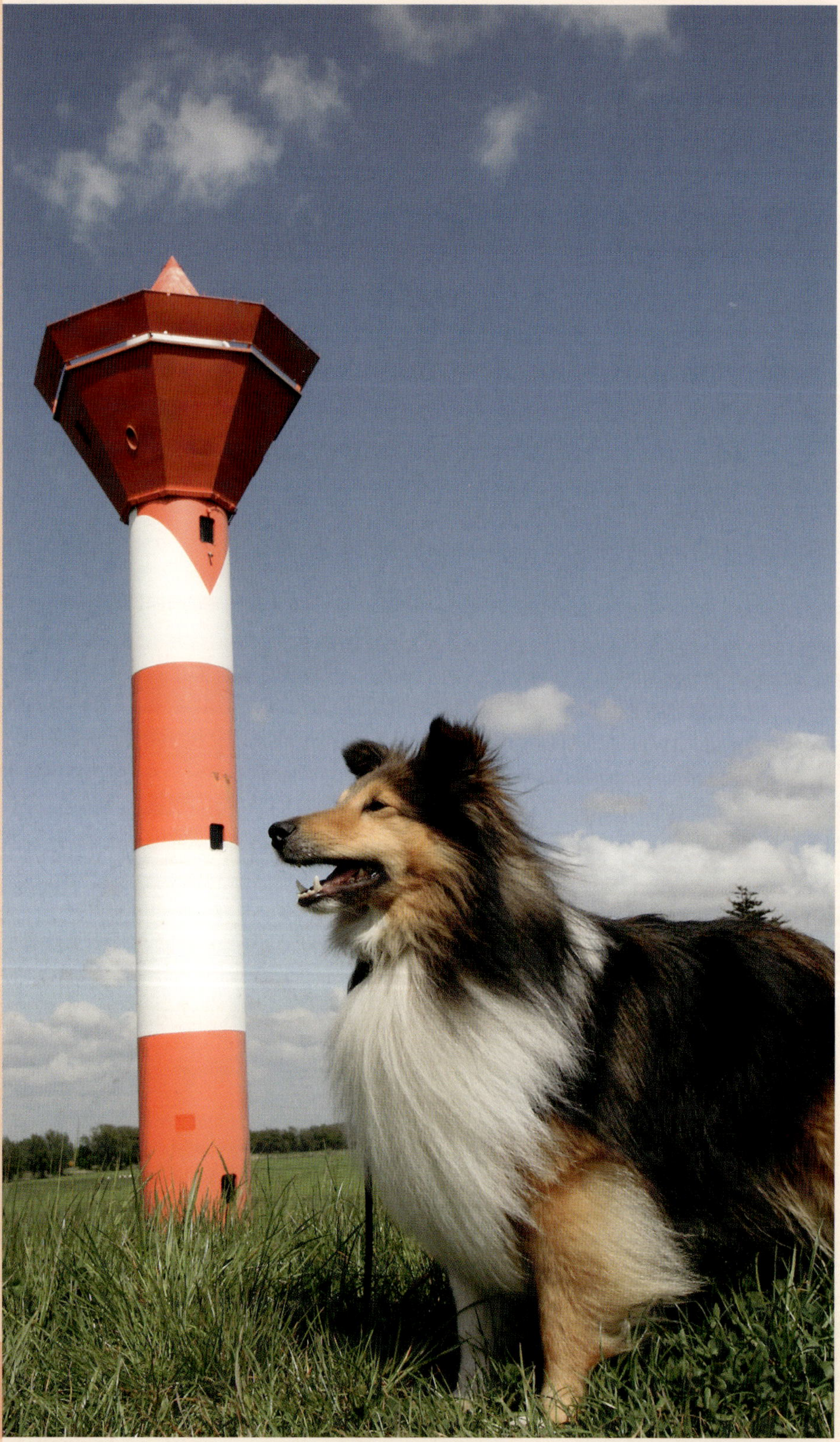

Auch hohe Gebäude können Angstauslöser sein.

erinnern uns: Angst bedeutet immer körperliche Erregung. Während Benno nun flüchtet, weicht diese Erregung dem Gefühl der Erleichterung (Bedrohung überstanden). *Die Erleichterung spielt eine ganz zentrale Rolle dafür, welche Strategie Benno in Zukunft bei vermeintlich gefährlichen Begegnungen mit Fremden anwenden wird.* Erleichterung fühlt sich richtig gut an, sie ist sozusagen die körpereigene Belohnung für das Verhalten, mit dem sie ausgelöst wurde. In unserem Fall wird durch die Erleichterung die Strategie Flucht belohnt beziehungsweise verstärkt; es ist also sehr wahrscheinlich, dass Benno es beim nächsten Mal wieder mit Weglaufen versuchen wird.

Das Problem mit der Erleichterung ist jedoch, dass sie nicht nur die erfolgreiche Strategie zur Angstvermeidung verstärkt, sondern auch die Angst selbst. Wir kennen das alle, wenn wir uns an eine schwierige Prüfung erinnern, die wir bestanden, oder an eine reelle Gefahr, die wir gemeistert haben: Im Nachhinein kommt uns diese Situation viel dramatischer vor, als sie tatsächlich war. Genauso verhält es sich beim Hund. Dadurch, dass Benno sich plötzlich so gut fühlt, weil er der Begegnung entkommen ist, wird der fremde Mann in der Erinnerung noch gefährlicher.

Da bei Benno schon viele ungünstige Vorbedingungen zusammengekommen sind, reicht wahrscheinlich dieses einzelne Erlebnis, eine Verknüpfung zwischen dem Anblick des Jägers als Auslösereiz für seine Angst zu verursachen. Außerdem lernen Hunde kontextspezifisch, was dazu führen kann, dass Benno mit der erschreckenden Begegnung auch andere Dinge verknüpft: diese Stelle im Wald, die Kleidung, die Frauchen trägt, Hüte wie den des Jägers, das Wetter oder Ähnliches. Alle diese Dinge eignen sich für die beschriebene Reizübertragung.

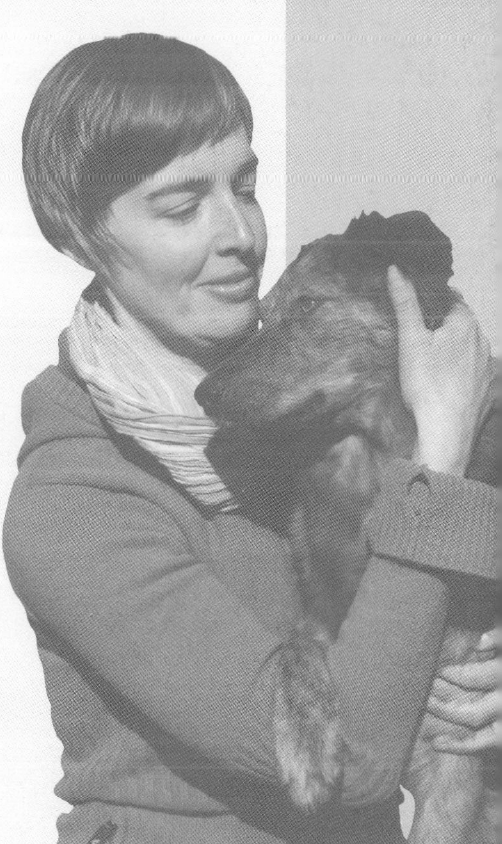

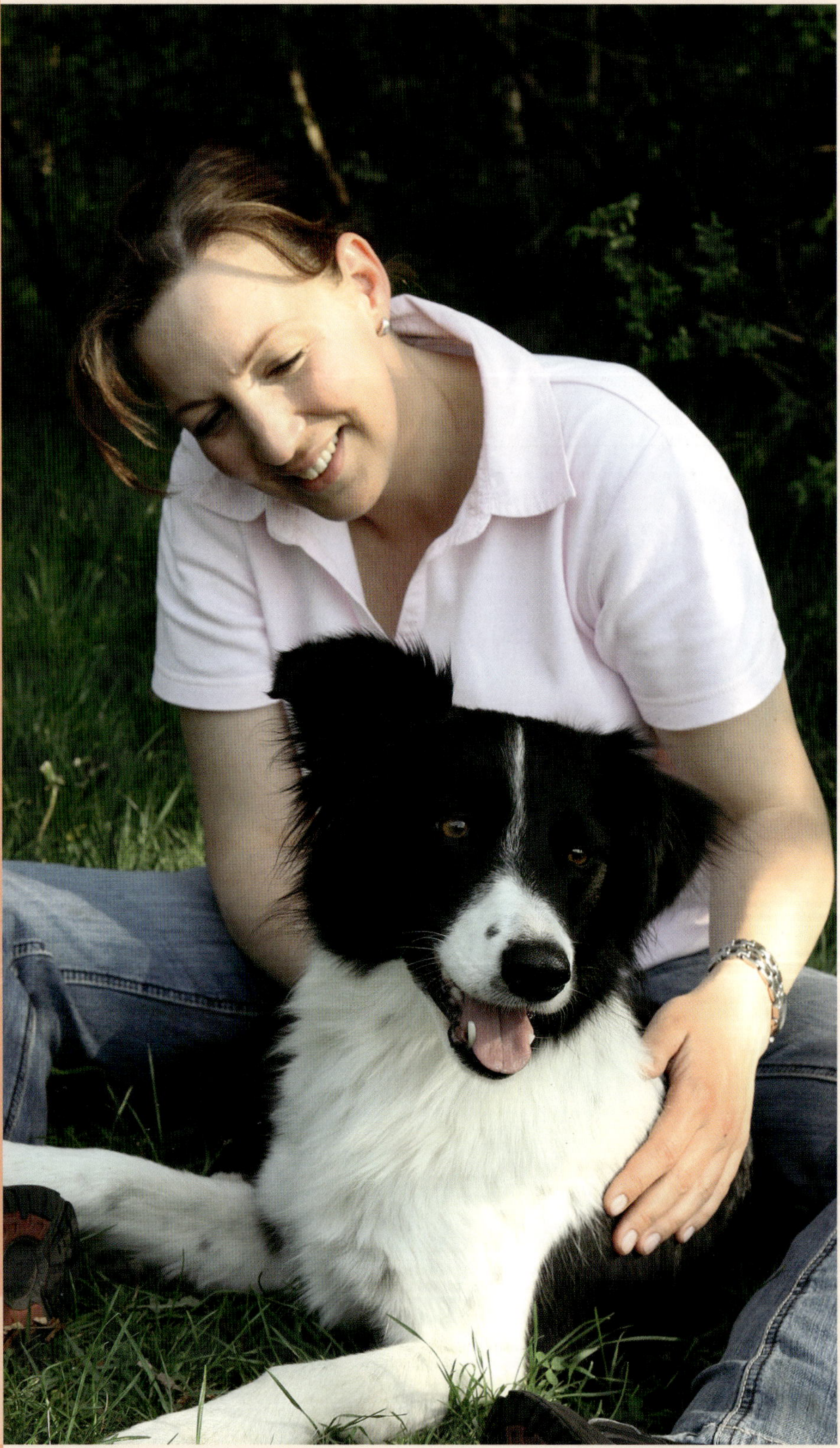

Zwei, die sich gut verstehen und viele Angstprobleme überwunden haben.

Ängste bewältigen

Alles was dem Hund hilft, seine Angst zu reduzieren, kann zur Standardstrategie werden, um mit bestimmten Angstauslösern klarzukommen. Wenn der Lösungsweg, den der Hund gewählt hat, dazu führt, dass er sich dem Angst auslösenden Reiz entzieht, verstärkt diese Strategie sich selbst und hält die Angst aufrecht. Oft könnte der Hund mit einer Strategie gut leben, die aber für den Besitzer problematisch ist. Weglaufen ist in Anbetracht von Straßenverkehr und sonstigen Gefahren ungünstig, auch wenn der Hund damit schnell seinem Angstauslöser entkommt und es ihm dann wieder gut geht. Hat der Hund dagegen einen Lösungsweg, der ihm hilft, in der Angst auslösenden Situation seine Erregung und damit auch die Angst zu reduzieren, wird diese im Laufe der Zeit immer schwächer. Er braucht also eine Strategie, mit der es ihm wieder gut geht, solange er noch mit dem Reiz konfrontiert ist, um langfristig seine Ängste zu verlieren.

EMRA hilft ängstlichen Hunden

Das Coape Institut in England hat kurz vor der Jahrhundertwende ein neues System entwickelt, um Verhaltensprobleme bei Haustieren zu verstehen und zu behandeln. Diese Methode nennt sich Emotional-, Moodstate- and Reinforcement Assessment, abgekürzt EMRA. Frei übersetzt bedeutet dies Emotions-, Lebensgefühl- und Verstärkereinschätzung.

Es handelt sich also um drei Bereiche, in denen das Tier eingeschätzt (nicht diagnostiziert) wird. Auf übliche Standarddiagnosen wie die populären Begriffe Trennungsangst, Dominanzaggression oder Hyperaktivität wird bewusst verzichtet, um Standardtherapien zu vermeiden und stattdessen zu einer sehr individuellen Betrachtung zu finden.

Die Emotionseinschätzung bezieht sich auf die Gefühle des Tieres in der problematischen Situation, das heißt im Falle von Angstproblemen, wenn der Hund aktuell Angstsymptome zeigt. Bei ängstlichen Hunden spielt hier vor allem die Intensität der Angst eine wichtige Rolle, denn je nach Stärke der Angst muss man unterschiedlich vorgehen. Als Orientierung, um diese Intensität besser einschätzen zu können, beziehen wir uns auf die beschriebene Angstskala mit den Stufen Grün – Gelb – Orange – Rot.

Die Einschätzung des Lebensgefühls bezieht sich auf die alltägliche Grundstimmung des Hundes. Ängste wirken nach, auch wenn der Angstauslöser nicht mehr präsent ist. Es kommt durch die Ängste häufig zu Einschränkungen im Leben des Hundes, die sich negativ auf seine allgemeine Stimmung auswirken, auch wenn gerade keine Angstsymptome zu sehen sind. Dieser Aspekt wird häufig vernach-

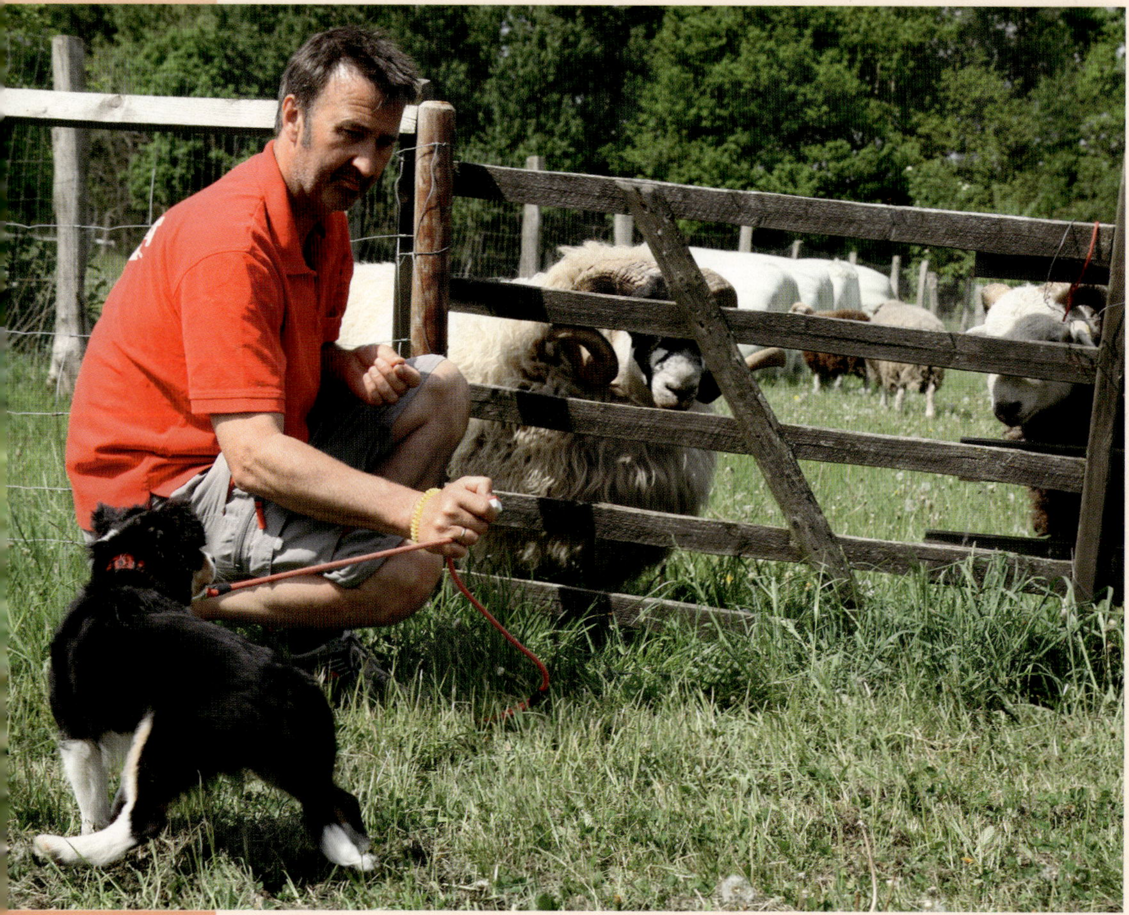

Auf keinen Fall darf der Welpe, wie hier gestellt, in beängstigende Situationen gezwungen werden.

lässigt, wenn man das Angstproblem nur auf eine konkrete Situation beschränkt sieht. Außerdem wird der Einfluss oft nur einseitig wahrgenommen, in dem Sinne, dass die Angst das alltägliche Wohlbefinden reduziert. Der dritte Punkt von EMRA geht davon aus, dass ein problematisches Verhalten, das aus Angst entstehen kann, immer durch *bestimmte Verstärker* aufrechterhalten wird. Gäbe es diese Verstärker nicht, würde das Verhalten einfach verschwinden. Bei Angstproblemen sind diese Verstärker meist nicht durch außen gegeben. Im Umgang mit Verhaltensproblemen orientieren wir uns am EMRA-System und werden uns immer wieder auf diese drei Säulen beziehen. Unsere Antwort auf die Frage „Was tun?" beinhaltet deshalb immer mehrere Elemente.

Konfrontation mit dem Auslösereiz

Dabei soll der Hund durch Gewöhnung, auch Habituation genannt, lernen, dass es sich nicht wirklich um eine lebensbedrohliche Situation handelt. Es wird ihm die Möglichkeit zur Flucht genommen, bis die Angstreaktion nachlässt.

In der Praxis zeigt sich, dass Konfrontationstechniken und Habituation sich beim

Hund nicht so leicht anwenden lassen, wie Theorie oder Erfahrungswerte aus der menschlichen Angsttherapie nahelegen. Ein Beispiel: Der Dalmatinerrüde Anton hat Angst vor Menschen, lässt sich nicht von Fremden anfassen und macht einen großen Bogen um jeden Passanten, solange er unangeleint ist. Ist er in einer Begegnungssituation angeleint, zeigt er deutliche Stressreaktionen und versucht auszuweichen, soweit es die Leine erlaubt. In der Theorie würde man mit einem solchen Hund einfach immer wieder in einer Umgebung spazieren gehen, in der ihm viele Menschen begegnen. Hält man ihn dabei an der Leine, müsste er die Erfahrung machen, dass ihm nichts passiert, sich an den Anblick von Menschen gewöhnen und die Angst sollte verschwinden. Tatsächlich funktioniert die Gewöhnung nur bei milden Ängsten (gelbe Stufe), bei höherer Angstintensität wird die Angst meist verschlimmert.

Problem 1: Es ist im Alltagsleben nicht möglich, Reize, vor denen sich ein Hund fürchtet, genau richtig zu dosieren. Auf viele Auslösereize haben wir sogar überhaupt keinen Einfluss. Im Fall von Anton könnte es möglicherweise passieren, dass plötzlich ein Kind angerannt kommt und den Hund streicheln möchte.

Problem 2: Wir können die intrinsische Verstärkung der Angst nicht verhindern, das heißt das Gefühl der Erleichterung, das der Hund hat, wenn ein Passant vorbeigegangen ist, ohne dass ihm etwas passiert ist.

Es ist sinnvoll, alle Therapietechniken zu kennen und ihre Wirkungsweise zu verstehen. Nur so können Sie gut gemeinte Ratschläge anderer Hundebesitzer oder Trainer hinterfragen und entscheiden, auf welchem Weg Sie Ihrem Hund helfen wollen.

Flooding

Bei dieser Technik aus der Verhaltenstherapie wird der Patient nach ausführlicher Information über die Mechanismen und den Ablauf seiner Angstreaktion dazu angeleitet, sich mit dem schlimmstmöglichen Auslöser seiner Angst zu konfrontieren. Es ist weder möglich, einem Hund zu erklären, wie seine Angst abläuft, noch kann man sein Einverständnis zu einer Flooding-Aktion einholen. Es ist deshalb weder tierfreundlich noch effektiv, mit dieser Technik zu arbeiten, meist werden Ängste so deutlich verstärkt.

Systematische Desensibilisierung

Im Gegensatz zum Flooding soll bei der systematischen Desensibilisierung die Konfrontation mit dem Angstauslöser auf der niedrigsten Stufe beginnen und erst gesteigert werden, wenn diese angstfrei ertragen wird. Zuallererst wird also eine Angsthierarchie erstellt. Die (menschlichen) Patienten lernen außerdem Entspannungstechniken, um selbst Einfluss auf ihre körperlichen Angstreaktionen nehmen zu können. Diese Verfahren sowie ihr zuvor erworbenes Wissen über die Mechanismen der Angst sollen sie einsetzen, um möglichst schnell die Angst zu überwinden.

Für die Dauer des Desensibilisierungsprozesses müssen alle Konfrontationen mit dem Reiz vermieden werden, die ein höheres als das schon bewältigte Angstniveau auslösen würden.

Gegenkonditionierung

Ziel einer Gegenkonditionierung ist es, den ursprünglich Angst auslösenden Reiz zu neutralisieren oder sogar positiv zu besetzen, indem man mit ihm angenehme Dinge verknüpft. Bei Hunden kann Gegenkonditionierung sehr effektiv sein, solange sich der auslösende Reiz gut kontrollieren lässt und die Stärke der Angst höchstens im orangen Bereich ist. Nehmen wir einen Hund, der sich vor einer bestimmten Stelle des Gassiweges fürchtet, weil er dort einmal mit einem Elektrozaun in Berührung gekommen ist. Wenn man nun immer auf dem Spaziergang ein Schälchen Feuchtfutter mitnimmt und es ihm an dieser Stelle gibt, könnte dieses positive Erlebnis die negativen Emotionen ersetzen.

Bei langhaarigen Hunden ist die Ängstlichkeit nicht so leicht an der Mimik zu erkennen.

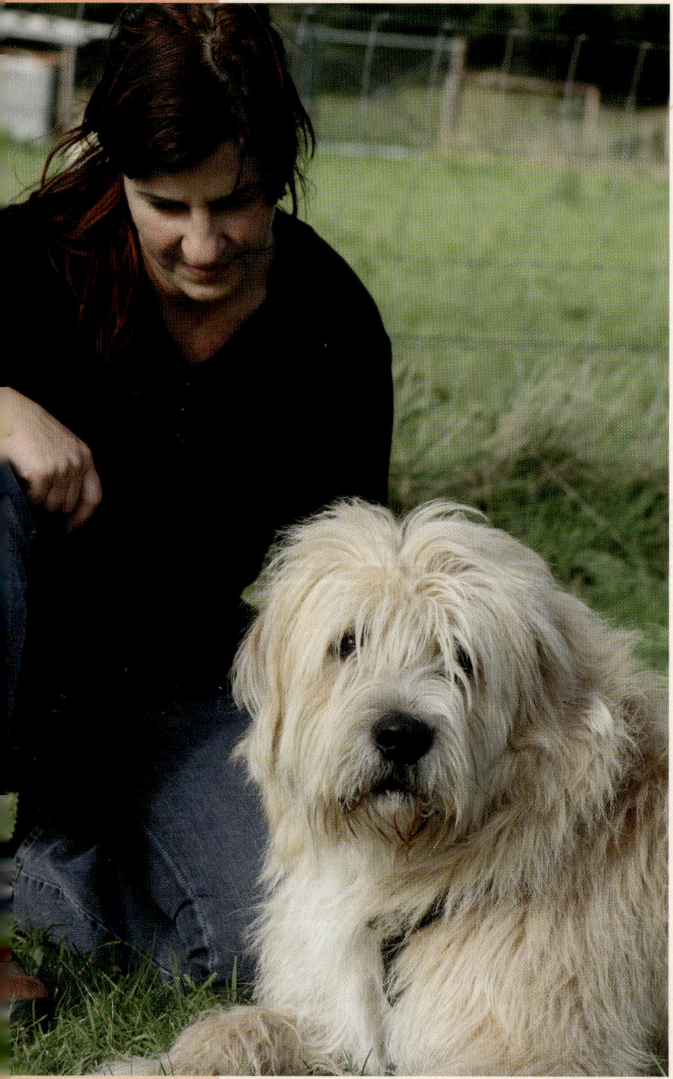

Clickertraining hilft bei Ängsten

Die Technik des Clickertrainings ist inzwischen in allen Bereichen der Hundeausbildung anerkannt. Zollhunde, Rettungshunde, Sporthunde, Behindertenbegleithunde und andere Hunde mit Jobs werden heutzutage von fortschrittlichen Trainern mit dem Clicker trainiert. Weniger bekannt ist, wie effektiv diese Vorgehensweise bei Problemverhalten ist. Gerade bei ängstlichen Hunden kann Clickertraining wahre Wunder wirken.

Konditionieren

Hierfür benötigen Sie eine Handvoll besonders beliebte kleine Leckerchen und einen Clicker, den Sie im Fachhandel kaufen können. Bei geräuschempfindlichen Hunden sollten Sie einen eher leisen Clicker auswählen oder ihn erst nur in der Hosentasche bedienen. In jedem Fall kann man den Clicker erst einmal hinter dem Rücken verstecken, damit der Hund nicht erschrickt.

Anfangs bekommt der Vierbeiner unmittelbar gleichzeitig mit jedem Klick einen der kleinen Belohnungshappen. Schnell

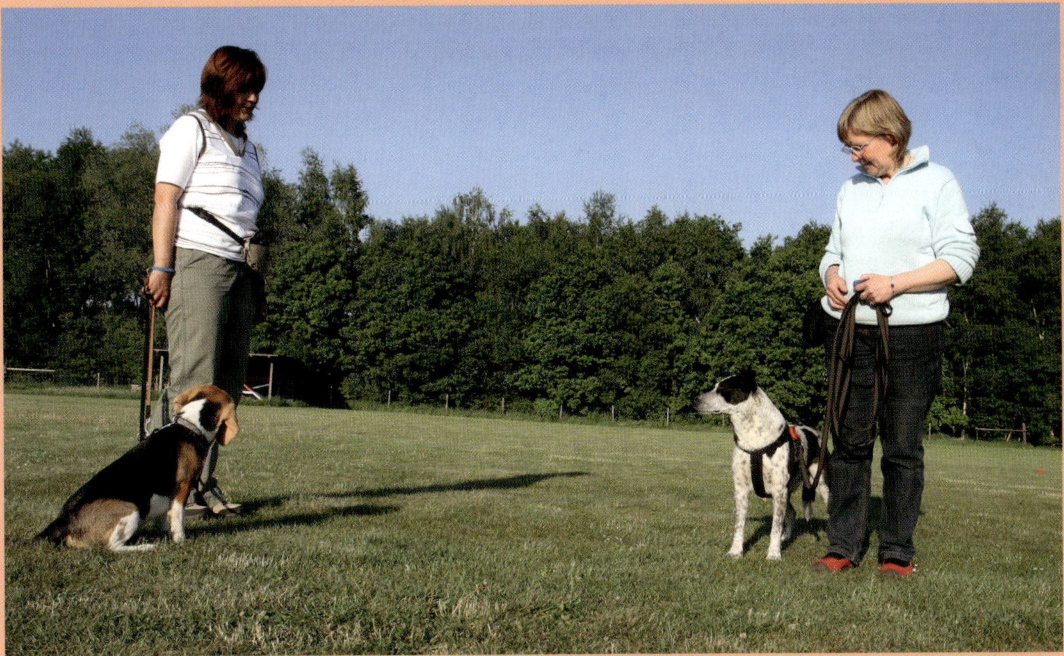

Bei Angst vor Artgenossen, anderen Tieren oder Objekten wird empfohlen, den Hund mit Leckerchen abzulenken und vorbeizulotsen. Die Klick-für Blick Technik funktioniert genau umgekehrt.

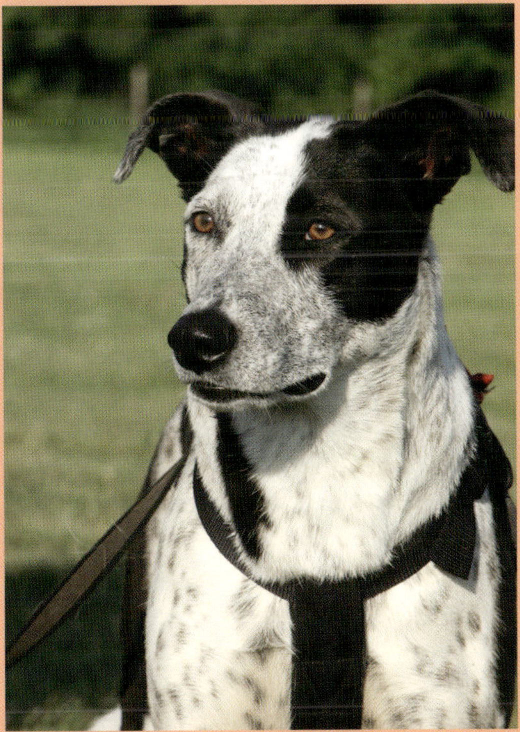

Hündin Steffi bekommt für jeden bewußten Blick einen Click…

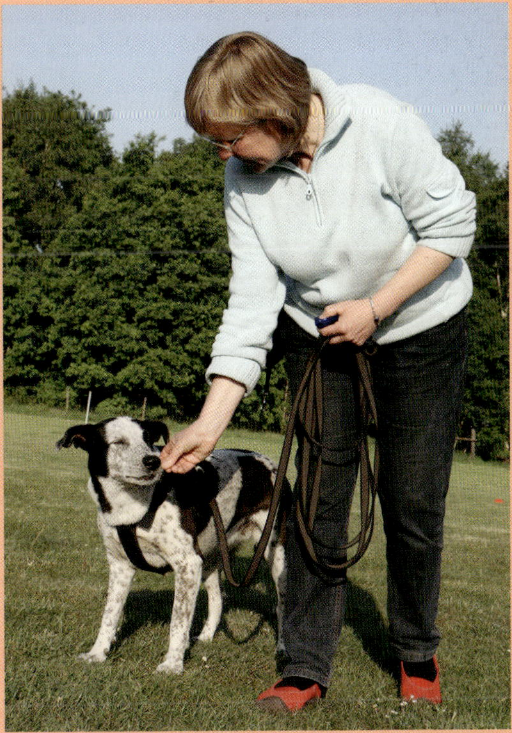

… und eine Belohnung.

wird er verstehen, dass das Geräusch leckere Sachen verheißt, und Sie können den Clicker nach vorn holen. Anschließend sollten Sie den zeitlichen Abstand zwischen Klick und Leckerchen variieren. Meist kommt die Belohnung direkt nach dem Klick, manchmal erst etwas später. Um zu sehen, ob die Konditionierung schon sitzt, kann man einen kleinen Test machen. Während der Hund gerade in die andere Richtung schaut, drücken Sie auf den Clicker. Sollte er sich sofort umsehen und offensichtlich sein Leckerchen erwarten, können Sie mit dem Training beginnen. Wenn nicht, sollte das Konditionieren noch ein paarmal wiederholt werden.

Wenn Ihr Hund gerne spielt, verknüpfen Sie auch dies auf die gleiche Art mit dem Clicker. Anstatt ein Leckerchen zu geben, bieten Sie ihm nach dem Klick sein Spielzeug an und machen ein kurzes Zerrspiel mit ihm.

Praxis

Um den Hund an den Einsatz des Clickers zu gewöhnen, sollte man ihn zunächst damit für einfache Übungen belohnen wie Sitz, Platz oder Herkommen. Denken Sie daran, im richtigen Moment zu klicken, also dann, wenn er richtig sitzt, liegt oder wenn er sich nach dem Abrufwort auf Sie zubewegt. Erst wenn der Hund (und Sie) schon einige Erfahrung mit dem Clickertraining hat, sollte man es fürs Verhaltenstraining einsetzen.

Besonders dafür ist es außerdem sinnvoll, den Hund nach den ersten Übungen mit dem Clicker auch auf ein Schlüsselwort zu konditionieren, das die gleiche Funktion wie das Geräusch des Clickers hat. Gerade bei ängstlichen Hunden möchte man oft im Alltagstraining nicht so viel Aufsehen erregen. Wenn man zum Beispiel in der Innenstadt die Angst vor Passanten abbauen will und dabei den Clicker einsetzt, zieht man meist viele neugierige Blicke auf sich. Dies könnte für den Hund schnell zu viel werden, und man läuft Gefahr, das Problem zu verschlimmern. Hier wäre ein dezentes Klickwort sehr sinnvoll. Am besten eignet sich ein Wort, das kurz und prägnant ist und sonst nur selten benutzt wird, wie Klick, Yes, Bingo, Topp …

Worte wie Brav, Fein oder Prima sind nicht so gut geeignet, da man sie oft beim emotionalen Loben einsetzt. Diese liebevollen Worte sind ebenfalls sehr wichtig, aber das Klickwort sollte keine Stimmungen transportieren und immer die gleiche Bedeutung haben. Erst wenn der Hund den Clicker bereits kennt, konditionieren Sie auch dieses Schlüsselwort nach dem gleichen Prinzip. Anstatt auf den Clicker zu drücken, sagen Sie einfach immer das Klickwort.

Warum klicken?

Warum profitieren besonders ängstliche Hunde vom Einsatz dieser Technik? Ängstliche Hunde sind oft so von ihrer Furcht belastet, dass sie viel zu wenige Erfolgserlebnisse in ihrem Alltag haben. Dies verschlechtert ihr Wohlbefinden immer mehr und trägt zum Teufelskreis der Angst bei. Einem gut auf den Clicker konditionierten Hund sagt jeder einzelne Klick: „Ja, du warst erfolgreich."

In diesem Zusammenhang steht auch die wichtigste positive Nebenwirkung des Clickertrainings: Die Freigabe des Neurotransmitters Dopamin. Genau wie beim Menschen spielt dieser Botenstoff beim Hund die zentrale Rolle für alle Glücksgefühle. Dopamin ist wichtig für Antrieb, Wohlbefinden, Gelassenheit, Konzentration, Reak-

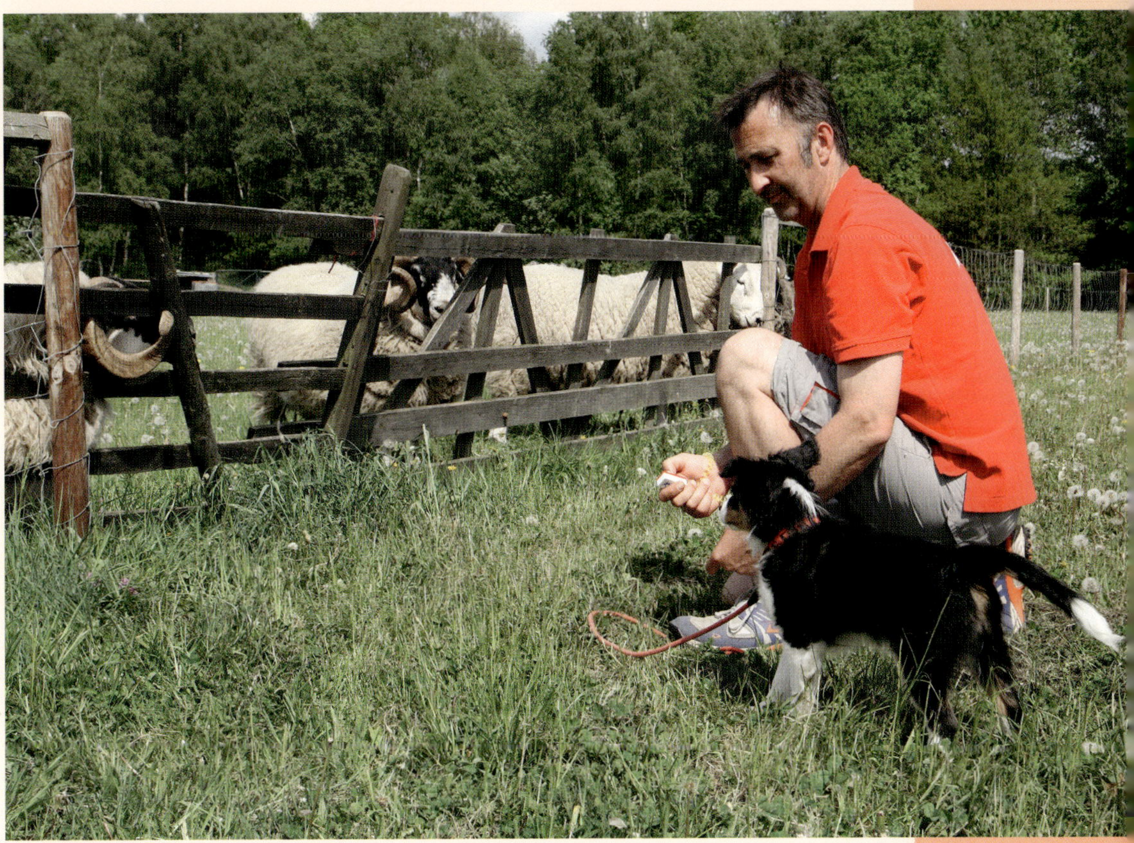

Die Klick-Für-Blick-Technik hilft Bagira, ihre sichtbare Anspannung bei der Schafbegegnung abzubauen.

tion und die Aktivierung des Immunsystems. Vereinfacht kann man sagen, Dopamin steigert die Wahrnehmungsfähigkeit und ist entscheidend für Glücks- und Zuversichtsgefühle. Für den Lernprozess ist weniger das Futter an sich wichtig, das der Hund nach dem Klick bekommt. Viel wichtiger ist das innere Wohlgefühl, das sich mit dem Erreichen einer Belohnung einstellt. Mit einem konditionierten Verstärker wie dem Clicker hat man also die Möglichkeit, über den vermeintlichen Umweg des Klicks Zugriff auf die intrinsischen Belohnungssysteme des Hundes zu bekommen.

Ein weiterer wichtiger Aspekt ist der, dass ein solches Belohnungssignal automatisch auch zum Sicherheitssignal für den Hund wird. Er kann nicht gleichzeitig auf das Klicken reagieren und Angst haben. Er lernt ganz von selbst: „Wenn ich den Clicker höre geht's mir gut." Und Sicherheit ist genau das, was wir einem ängstlichen Hund vermitteln möchten. Der Clicker spielt also nicht nur für die Verbesserung des Lebensgefühl des Hundes eine Rolle, sondern in den angstbesetzten Situationen selbst.

Mithilfe des Clickersignals kann man ganz genau deutlich machen, was das gewünschte Verhalten ist. Hat der Hund das Prinzip des Clickertrainings verstanden, hat er auch gelernt, dass er selbst etwas dafür tun kann und muss damit sein Mensch auf den

Clicker drückt. Um herauszufinden, was gerade gewünscht ist muss der Hund bewusste Entscheidungen treffen. Bewusste Entscheidungen sind ab einem gewissen Erregungs-, beziehungsweise Angstniveau nicht mehr möglich. Das durch die Klicks im Hundegehirn ausgeschüttete Dopamin hilft, diese Erregung zu kanalisieren. Der Hund wird also automatisch gelassener, während er auf den Clicker reagiert.

Klick für Blick

Phase 1: Mit der Technik Klick-für-Blick kann man bedrohliche optische Reize sehr präzise gegenkonditionieren, ohne dass der Hund in diesen Konflikt gebracht wird. Voraussetzung ist, dass er sich in der Situation höchstens im orangen Angstbereich befindet. Klick-für-Blick ist aber auch ideal, um bei einem ängstlichen Hund oder einem noch unerfahrenen Welpen neue Reize vorbeugend positiv zu färben. Geklickt wird in dem Moment, in dem der Hund einen für ihn gefährlichen (oder noch unbekannten) Reiz anschaut. Es kann sein, dass man ihm zu Beginn der Übung das Leckerchen für die ersten paar Klicks aufdrängen muss. Je mehr er sich aber auf das Spiel einlässt, ein bestimmtes Verhalten, nämlich das Anschauen des Reizes, zu zeigen, um seinen Klick zu bekommen, desto mehr wird sich die Situation entspannen. Für jeden einzelnen Blick gibt es einen Klick und eine Belohnung.

Phase 2: Zeigt der Hund in der Begegnung mit dem Auslösereiz keinerlei Angstverhalten mehr, sondern nur noch die positive Erwartung, mit seinem Anschauen Belohnungen zu kassieren, hört man auf, für dieses Verhalten zu klicken. Nach kürzester Zeit wendet sich nun der durchschnittliche Vierbeiner seinem Menschen zu nach dem Motto: „Wo bleibt mein Klick?“, und genau dafür wird dann wieder geklickt. In der zweiten Stufe der Klick-für-Blick-Methode lernt der Hund also, den Reiz zu ignorieren. Jetzt bedeutet es für ihn auch kein Problem mehr, genau das zu tun, denn wir haben zuvor seine Einstellung zum Auslösereiz geändert.

Touch-Übung mit dem Clicker

Klick-für-Blick ist eine ideale Methode, um dem Hund die Angst vor optischen Reizen zu nehmen. Da der Hund dabei fürs Anschauen eines ganz spezifischen Reizes einen Klick erhält, kann man Klick-für-Blick schlecht einsetzen, wenn der Hund auf Umgebungsreize reagiert. Ein typisches Beispiel hierfür wäre ein Hund mit Schussangst, der sich an einer bestimmten Stelle des Gassiweges vor einem Knallgeräusch erschreckt hat und sich vor dieser Gegend jetzt fürchtet. Auch für akustische Reize braucht man eine andere Vorgehensweise.

Eine Möglichkeit ist das Signal *Touch*, was so viel bedeutet wie „berühren“. Sie können Ihrem Hund beibringen, auf dieses Signal hin mit der Nase Ihre Hand zu berühren, oder bei einem kleineren Hund eher das Bein. Ebenso wie Klick-für-Blick lässt sich das *Touch* später ideal im gelben und noch gut im orangen Intensitätsbereich einsetzen.

Was kann schiefgehen?

Manchmal wird vor dem Einsatz des Clickers bei Verhaltensproblemen gewarnt, aus Angst das falsche Verhalten zu verstärken. Es ist allerdings praktisch nicht möglich, Angstverhalten oder auch echte Aggression zu verstärken. Wenn man tatsächlich völlig falsch klickt, kann man schlimmstenfalls ein oberflächliches Verhalten produzieren, ohne dahinterliegende Emotion. Sobald der Hund versucht, bewusst seinen Menschen zum Klicken zu bewegen, kann er nicht mehr so erregt sein wie im ursprünglichen emotionalen Zustand.

Es ist natürlich durchaus möglich, dass ein Hund in seiner Angst nicht auf den Clicker reagiert. Wahrscheinlich hat man dann die Intensität der Angst falsch eingeschätzt. Ist ein Hund im roten Bereich, ist mit dem Clicker nichts mehr zu erreichen. In diesem Stadium ist Lernen über positive Verstärkung kaum möglich. Es besteht dann eher die Gefahr, dass man den Clicker sozusagen gegenkonditioniert und der Hund das Klickgeräusch ebenfalls negativ verknüpft.

Entspannungstechniken

Überall auf der Welt werden heutzutage die unterschiedlichsten Entspannungstechniken praktiziert. Verschiedene Methoden

Mit dem gefüllten Kong® werden stressige Situationen ganz entspannt.

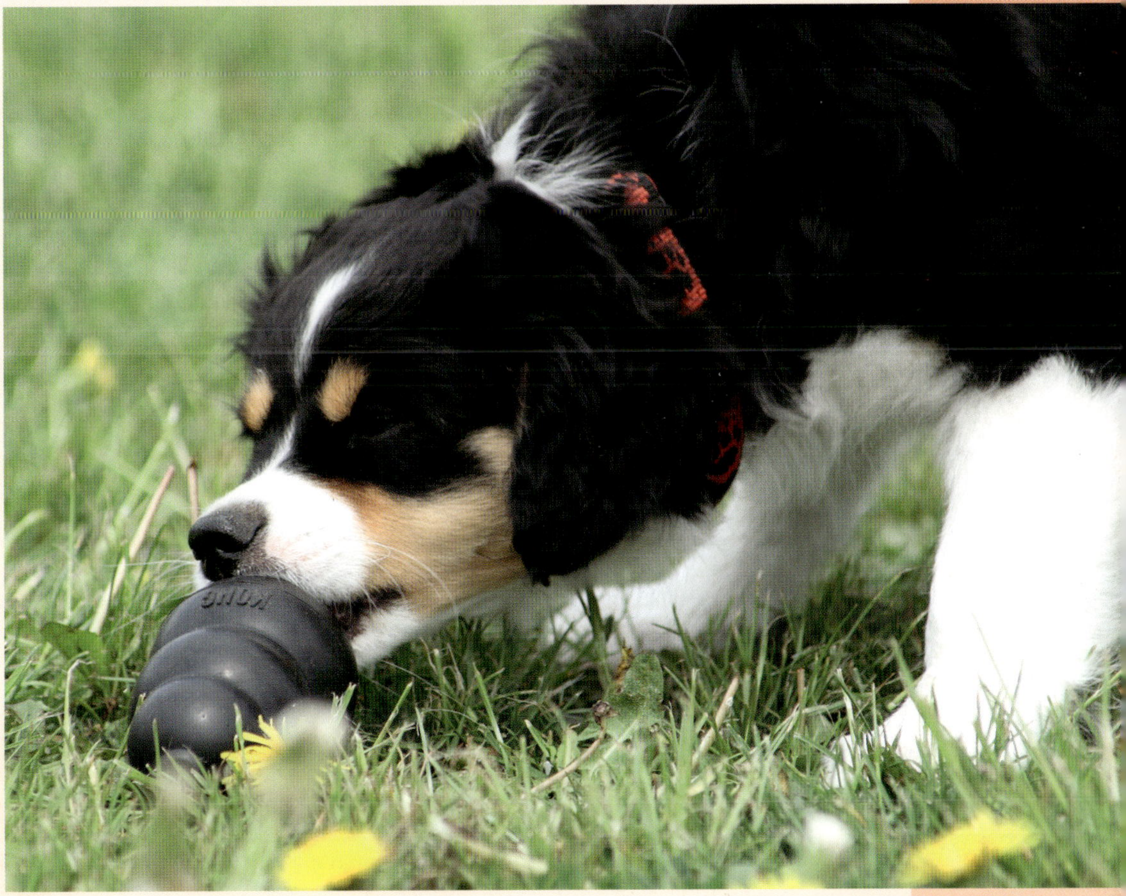

sollen die körperlichen Begleiterscheinungen von belastenden psychischen Zuständen (wie Angst und Anspannung) reduzieren. Deren Wirksamkeit ist inzwischen wissenschaftlich nachgewiesen. Wie bedeutsam Entspannungstechniken für die Therapie von Ängsten beim Hund sein können, ist bisher nicht durch Studien untersucht oder belegt. Dass sie ein wichtiger Baustein und besonders in Fällen starker Angst notwendige Grundlage für das weitere Vorgehen sind, zeigt jedoch die Praxis.

Der Kong®

Was ist eigentlich ein Kong®? Noch vor wenigen Jahren kannte kaum jemand diese tolle Erfindung aus Amerika. Inzwischen in fast jedem Tierzubehörladen erhältlich, hat der Kong® vor allem als Beschäftigungsspielzeug Einzug in deutsche Wohnzimmer gehalten. Ein mit Leckereien gefüllter Kong® ist ein ideales Mittel, um einem gelangweilten Hund eine Aufgabe zu bieten. Dabei muss er sich sein Futter durch Kauen und Lecken aus dem Hohlraum des Spielzeugs erarbeiten. Das Einsatzgebiet des Kong® ist allerdings weitaus größer.

Nicht umsonst kauen viele Menschen gern Kaugummi, wenn sie angespannt sind. Auf einem Problem herumzukauen hilft oft schon, es zu lösen. Hunde nutzen die gleiche Strategie, um Erregung und Stress abzubauen, indem sie Stuhlbeine, Schuhe oder Zimmerpflanzen ankauen. Bietet sich gar keine andere Möglichkeit, einer belastenden Situationen zu entfliehen, beginnen manche Hunde sogar exzessiv an sich selbst zu lecken oder zu kauen, im schlimmsten Fall bis hin zur Selbstverstümmelung.

Vorbeugender Einsatz

In seiner Eigenschaft als Spannungsableiter kann der Kong® eingesetzt werden, um Unsicherheiten und leichte Ängste abzubauen. Dazu sollte der Hund den Kong® erst einmal in einer völlig neutralen Situation kennen. Anfangs sollte auch die Füllung so gestaltet sein, dass ein Erfolgserlebnis schnell eintritt. Leberwurst, Katzenfeuchtfutter, Frischkäse oder Ähnliches hat eine starke Anziehungskraft auf den durchschnittlich verfressenen Hund und lässt sich durch seine Konsistenz leicht aus dem Kong® herausbekommen. Das Lecken und Kauen entspannt den Hund, während gleichzeitig dieser angenehme Zustand mit dem Kong® verknüpft wird.

Ist ein Hund generell ängstlich, kann man den Kong® nun in alle neuen, potenziell als gefährlich empfundenen Situationen mitnehmen. Er bekommt so die Gelegenheit, eine schon bekannte, erwünschte Strategie, nämlich das Kong®-Nuckeln, einzusetzen, um sich zu beruhigen. Damit kann effektiv vermieden werden, dass der Hund es nötig hat, selbst negative Strategien zu entwickeln, um mit seiner Angst umzugehen. Beispiele für negative Strategien wären Weglaufen, Verstecken oder aggressives Verhalten.

Nuckeln mit Methode

Erfahrungsgemäß dauert es nicht lange, bis der Kong® für den Hund zu einer etablierten Beruhigungsstrategie geworden ist. Nun kann man ihn auch in schwierigeren Situationen einsetzen, um gezielt die Intensität der Erregung zu reduzieren. Während Leckerchen oft gar nicht mehr angenommen werden, sobald die Angst steigt, hat man mit dem zuvor sozusagen konditionierten Kong® größere Chancen, noch zum

Hund durchzudringen. Damit bietet der Kong® dem Hund nicht nur eine Strategie, um sich abzureagieren, sondern spielt gleichzeitig eine wichtige Rolle im Prozess der Gegenkonditionierung.

Der Handkong

Eine einfache Variante des Trainings für unterwegs ist der Handkong. Dabei nimmt man mehrere Leckerchen in die Hand und macht eine Faust, die sich wie ein Trichter

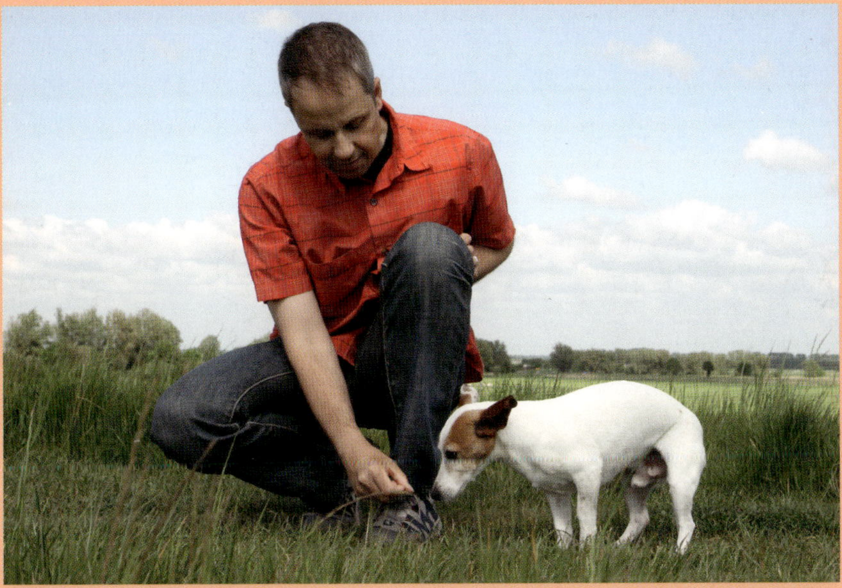

James ist durch ein tief fliegendes Flugzeug erschreckt worden.

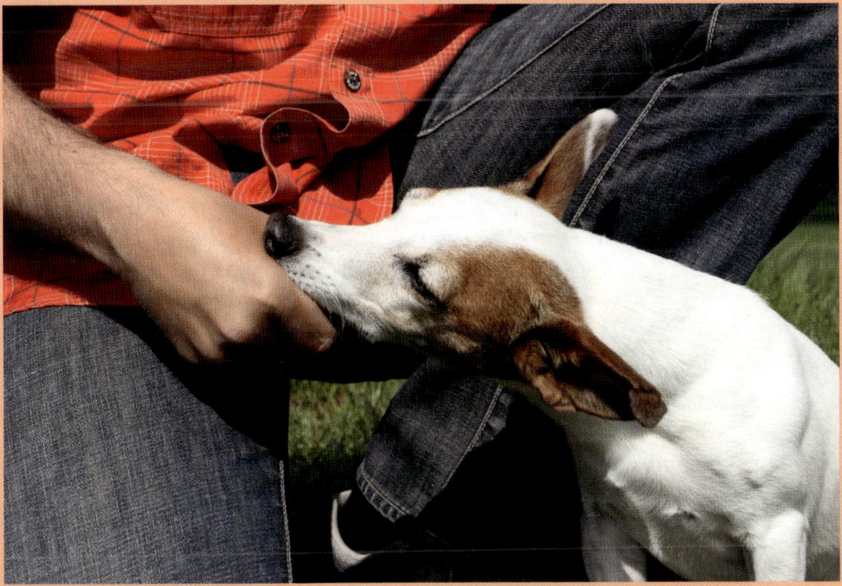

Der Handkong eignet sich bestens, um in unerwarteten Situationen den Hund zu beruhigen.

öffnet. Nun kann der Vierbeiner das Futter aus der Hand lecken und dabei immer wieder einzelne Stücke ergattern.

Diese Technik ist nur für Hunde geeignet, die auch in Stresssituationen in der Lage sind, Futter vorsichtig anzunehmen. Manche sind dann aber so angespannt, dass sie aus Versehen schon mal in die Finger beißen.

Stress-Anker-Massage (SAM)

Stress ist eine Umschreibung für eine innere Anspannung, die sowohl positiv als auch negativ bewertet werden kann. Stress kann sich gut oder schlecht anfühlen. Angst ist ebenfalls eine Form der inneren Anspannung, aber mit einer negativen Komponente, denn Angst ist immer ein ungutes Gefühl. Angst ist also Stress, umgekehrt ist Stress aber sehr vielfältig.

Die Stress-Anker-Massage bietet dem Hund die Möglichkeit, einen entspannten Zustand wieder herzustellen und gleichzeitig die akustischen und optischen Außenreize auszublenden, die seine Ängste auslösen.

Was ist ein Anker?

Diesen Begriff haben wir vom NLP (Neurolinguistisches Programmieren) übernommen, einem von Richard Bandler und John Grinder entwickelten psychotherapeutischen Verfahren, bei dem suggestiv-hypnotische Techniken verwendet werden. Mit Anker ist eine Handlung gemeint, die vom Körper mit einem entspannten Zustand verbunden wird. Hält man sich beispielsweise immer den Daumen, wenn man ganz ruhig und entspannt ist, wird dies zum Anker. Kommt man nun in eine stressige Situation, kann man diese Daumenhaltung benutzen, um über die Körpererinnerung den entspannten Zustand wiederherzustellen.

Die SAM-Technik

Bei der Stress-Anker-Massage (SAM) nimmt man den Kopf des Hundes von vorn in die Hände, sodass seine Wangen in den Handflächen liegen. Die Daumen liegen zwischen Ohren und Augen. Nun krault man mit den Fingerspitzen dort die Ohrmuscheln des Vierbeiners, wo die Gehörgänge aus dem Kopf kommen.

Bei manchen Hunden wirkt die SAM sofort, aber den meisten muss man sie erst nahebringen. Es ist sinnvoll, den Hund wiederholt in einer entspannten und vertrauensvollen Stimmung mit der SAM-Technik zu massieren, zum Beispiel während Mensch und Hund gemeinsam auf dem Sofa relaxen. Zusätzlich kann es hilfreich sein, ein Schlüsselwort wie „Ruhig" für die SAM zu konditionieren.

Im praktischen Einsatz wirkt SAM sofort durch die Abschirmung akustischer äußerer Reize. Während seine Ohrmuscheln gekrault werden, sind Geräusche für den Hund weniger wahrnehmbar. Zusätzlich können optische Reize ausgeblendet werden, indem man beim Massieren die Augen des Hundes leicht mit den Daumen zudrückt. Dr. Robin Walker, früherer Direktor des Coape-Instituts, geht außerdem davon aus, dass durch das Massieren der Ohrmuscheln Histamin in der Haut freigesetzt wird. Ein Indiz für diese Theorie ist die Tatsache, dass die meisten Hunde sofort den Kopf schütteln, wenn man mit der Massage aufhört. Auf Histamin reagiert der Körper wiederum mit der Ausschüttung von Dopamin, welches, wie bereits be-

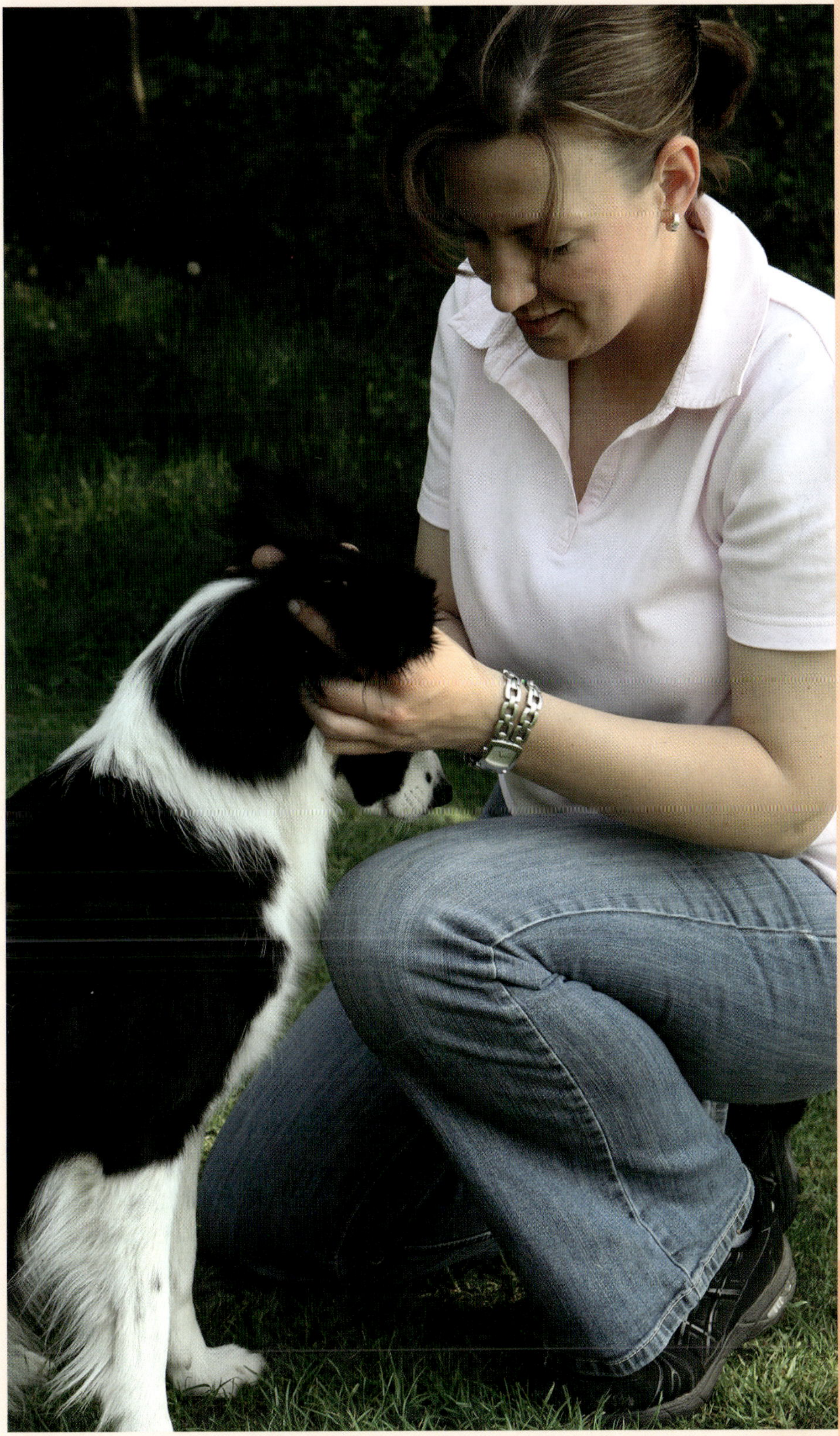

Petra und Storm zeigen die Stress-Anker-Massage, eine leichte Lösung für schwierige Situationen.

schrieben, wichtig für das Wohlgefühl ist. Unabhängig davon gibt es für den Einsatz von SAM einige gute Argumente. Es ist schnell erlernbar und in allen möglichen Situationen ohne große Vorbereitung sofort einsetzbar. Diese Strategie beinhaltet immer den Menschen als Teil der Problemlösung für den Hund und fördert damit die Bindung und das Vertrauen. Einziger Nachteil der SAM ist der, dass sie nicht für alle Hunde geeignet ist. Manche Hunde finden es unangenehm, am Kopf angefasst zu werden, oder andere haben genau davor Angst.

Das Wohlfühlbudget

Wie wichtig der Bereich des Wohlbefindens im Alltag für die Entstehung sowie für die Reduzierung von Ängsten ist, haben wir bereits an mehreren Stellen erwähnt. Man könnte es so formulieren: Sich wohlzufühlen und Angst zu haben sind Gegensätze. Das EMRA-System, mit dem wir arbeiten, fasst dies unter der Einschätzung des Lebensgefühls zusammen. Dieses ist abhängig davon, ob sich der Hund im Alltag gut, zufrieden und ausgeglichen fühlt und bekommt, was er braucht.

Bedürfnisse

Um ihm zu geben, was er braucht, muss man sich zuerst darüber im Klaren sein, welche Bedürfnisse der eigene Hund überhaupt hat. Diese Bedürfnisse ernst zu nehmen soll nicht bedeuten, dass sich der Hundebesitzer ab sofort zum permanenten Alleinunterhalter für seinen Vierbeiner

Bei der SAM-Methode werden Außenreize stark abgeschirmt.

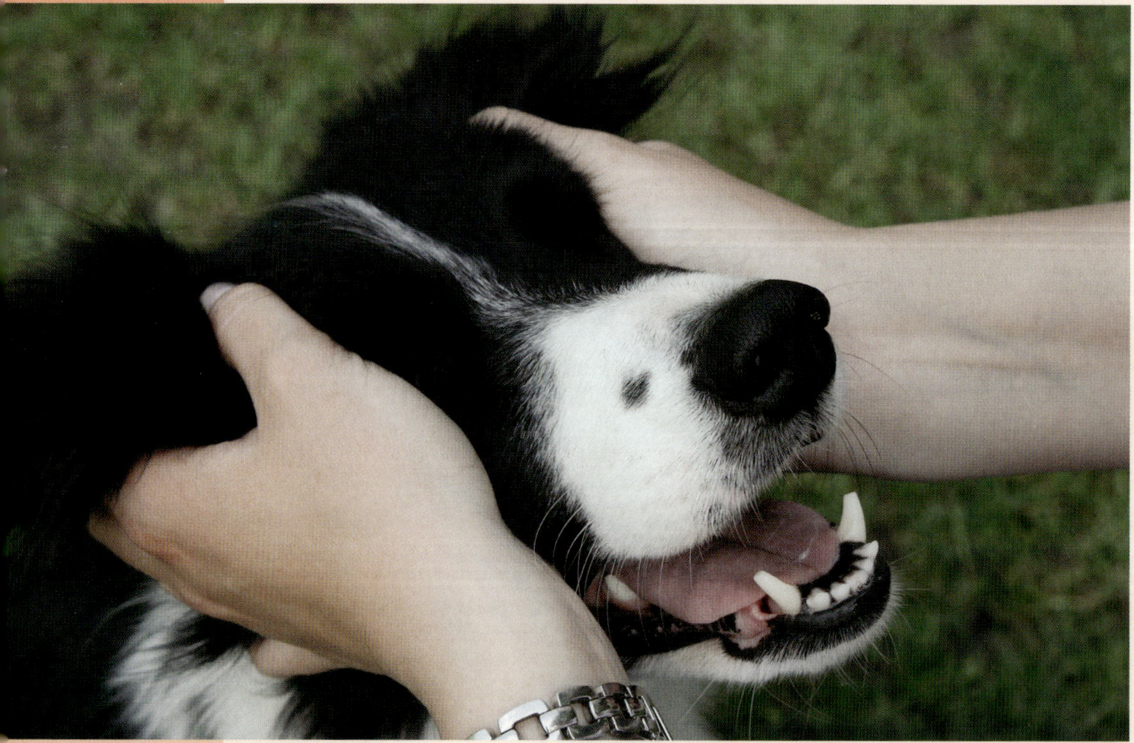

verpflichtet. Vielmehr ist es wichtig, dass sich spannende und langweilige Dinge im Alltagsleben abwechseln. Es sollte für den Hund immer wieder Highlights geben, die sein individuelles Wohlfühlbudget aufstocken und sich dann über den Tag oder die Woche hinweg betrachtet mit den eher uninteressanten Phasen die Waage halten. Wir brauchen schließlich auch nicht jeden Tag einen Ausflug in den Freizeitpark, um ausgeglichen zu sein.

Rassetypische Bedürfnisse

Eine erste Orientierung bei der Einschätzung der Bedürfnisse des eigenen Hundes bietet der Blick auf rassetypische Eigenarten. Wenn man weiß, wofür sein Hund gezüchtet wurde, kann man auch einschätzen, was für ihn ein Highlight wäre. Das soll nicht heißen, dass jeder Jagdhund auch jagdlich geführt werden muss. Vielmehr müssen wir uns überlegen, welche Gelegenheiten es für unseren Hund geben kann, sein genetisches Erbe auf erwünschte Art auszuleben. Für Jagd- und Hütehunde, die gern hetzen, eignen sich lebhafte Apportierspiele, für Terrier, die gern buddeln und stöbern, Futtersuchspiele. Aktive Rassen mögen eher interessante Spaziergänge, während ein Herdenschutzhund lieber seine Ruhe hat.

Gewohnheiten

Muss ein Hund im Bett schlafen dürfen, um sich wohlzufühlen? Sicher nicht, aber wenn die zwölfjährige Dackeldame Biene genau das ihr ganzes Leben lang durfte, ist es für sie zur festen Gewohnheit geworden. Zieht nun Bienes Frauchen ins Altersheim und gibt den Hund schweren Herzens ab, kann es für das Lebensgefühl des Vierbeiners eine große Bedeutung spielen, ob er auch im neuen Zuhause ins Bett darf.

Auch Hunden fehlt etwas, wenn sich der Alltag für sie plötzlich verändert. Das kann ein neues Familienmitglied sein, das in den Mittelpunkt rückt, oder wenn nach einem Umzug in die Dachgeschosswohnung das tägliche Rennen und Kläffen am Gartenzaun wegfällt. Aus Gewohnheiten entstehen Bedürfnisse, die man ernst nehmen kann, indem man den Hund nur schrittweise mit Veränderungen konfrontiert und für jedes entstandene Minus einen positiven Ausgleich schafft.

Universelle und individuelle Bedürfnisse

Egal ob es das Schlafen im Bett oder das Buddeln nach Mäusen ist, die Vorlieben eines jeden Hundes lassen sich in eine Reihe von universellen Bedürfnissen einordnen.

Die folgende Aufzählung kann als Orientierung dienen, um sich dem Wohlfühlbudget des eigenen Vierbeiners anzunähern:

- Jagen und Stöbern (oder andere rassetypische Elemente des Jagdverhaltens)
- Soziale Kontakte und Spiel
- Fressen
- Kauen
- Buddeln
- Bellen
- Körperkontakt, Fellpflege, Streicheln
- Rückzugsmöglichkeiten

Nun werden Sie vielleicht sagen: „Futter ist meinem Hund völlig egal, er mag nicht mal Leckerchen“, „Streicheln und Schmusen findet mein Hund überhaupt nicht gut“, oder: „Meiner könnte stundenlang Bällchen spielen.“ Ganz klar, jeder Hund ist ein Individuum, und je besser Sie Ihren Vierbeiner kennen, desto besser können Sie seine Lebensbedingungen optimieren.

Schlaf

Auch Schlaf ist ein wichtiges Thema, denn Hunde brauchen im Durchschnitt 18 bis 20 Stunden Ruhezeit pro Tag. Zu wenig Schlaf macht nicht nur den Körper anfälliger für Krankheiten, sondern wirkt sich auch auf Verhaltensprobleme und Ängste aus.

Mit dem Kong® kann Alf in der Box seinen Stress abbauen.

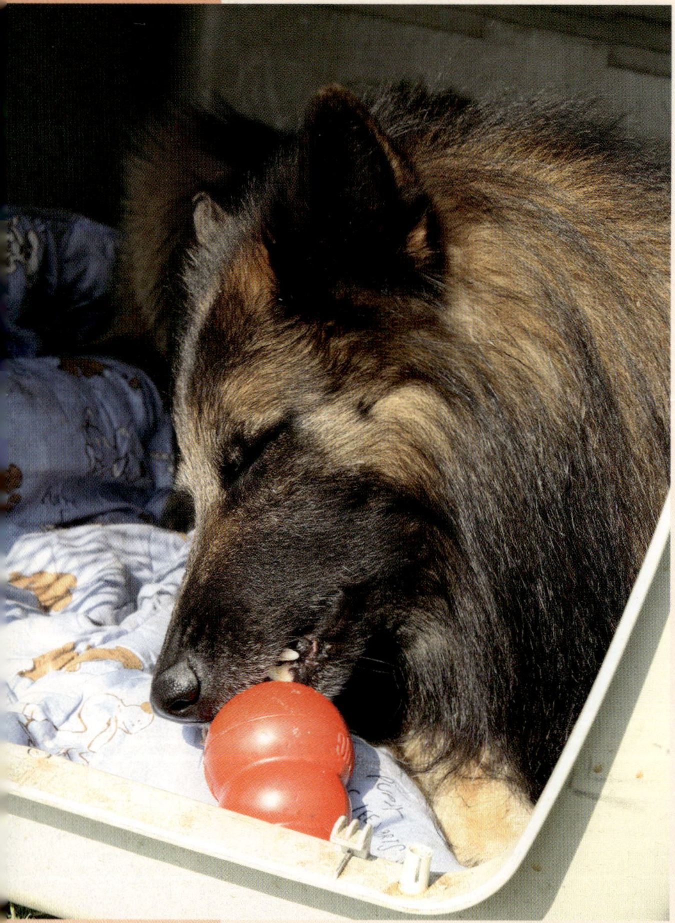

Die Ruhezeiten werden vom Körper zur Erholung genutzt und um die aufregenden, stressigen Erlebnisse zu verarbeiten. Für Hunde gilt das Gleiche wie für kleine Kinder: Sie schaffen es manchmal nicht, von selbst zur Ruhe zu kommen. Es kann also sinnvoll sein, gerade mit besonders aktiven Vierbeinern das Abschalten zu trainieren, indem man sie an eine Box als Rückzugsort gewöhnt.

Das Lebensgefühl verbessern

Das Lebensgefühl ist der Bereich, auf den der Besitzer eines ängstlichen Hundes am leichtesten Zugriff hat, um etwas zu verändern. Oft ist die eigene Blickrichtung bereits so eingestellt, dass man nur wahrnimmt, wie sich die Ängste des Hundes auf seine Stimmung im Alltag auswirken. Es funktioniert aber auch genau andersherum.

Stellen Sie für Ihren Hund zuerst ein individuelles Wohlfühlbudget auf, indem Sie seine rassetypischen Bedürfnisse mit seinem tatsächlichen Alltag vergleichen. Überlegen Sie dann systematisch, wie Sie das Wohlfühlbudget aufstocken können.

Fine Dining statt Fastfood

Für die meisten Hunde ist Futter sowieso schon ein Highlight, und sie können es kaum abwarten, ihren gefüllten Napf endlich vorgesetzt zu bekommen. Auch dieser Spaß lässt sich leicht verdoppeln, indem man statt einer zwei oder sogar drei kleinere Mahlzeiten am Tag füttert. Falls Ihr Vierbeiner eher ein Kostverächter ist, können Sie den Bereich „Futter“ aufwerten, indem Sie dieses erst einmal deutlich reduzieren. Sorgen Sie dafür, dass Futter und Fressen wichtiger für Ihren Hund werden,

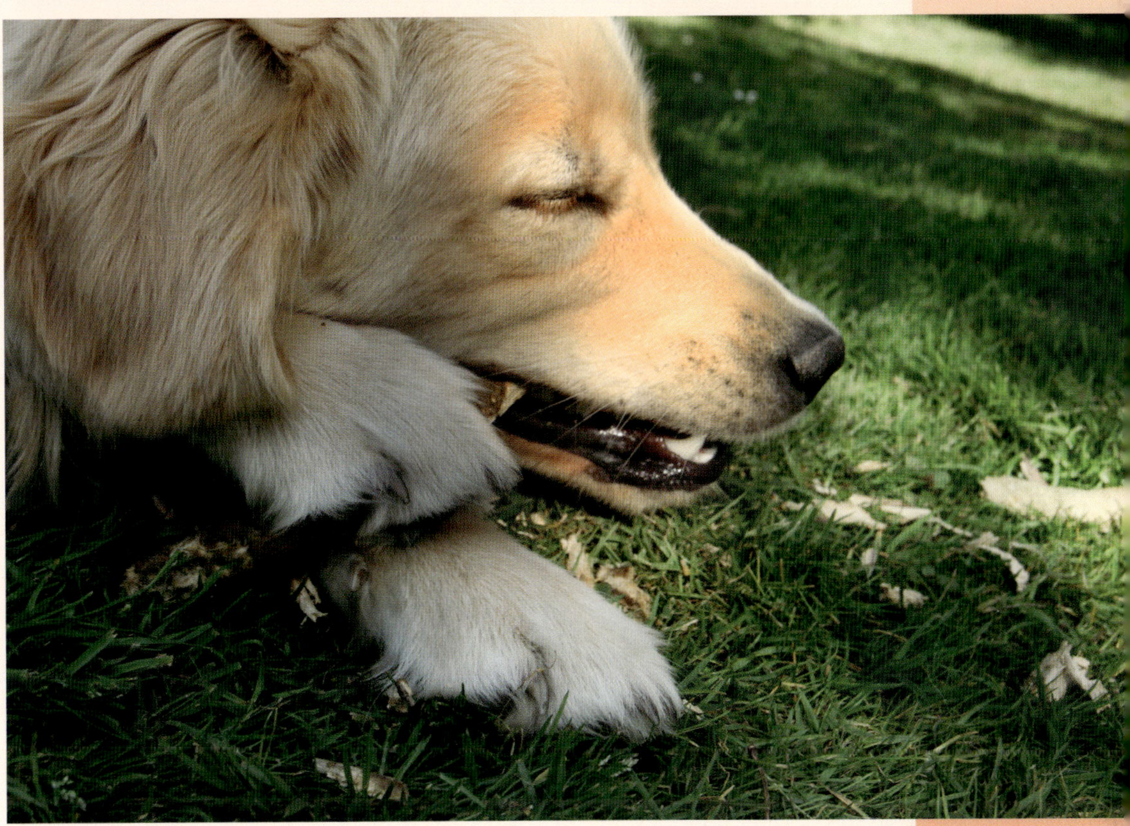

Kauen hilft, das Wohlfühlbudget aufzufüllen.

denn umso mehr können Sie ihm mit fressbaren Dingen Spaß verschaffen. Futtersuchspiele bieten unzählige Variationsmöglichkeiten. Schon eine Handvoll auf die Wiese geworfene Trockenfutterbrocken beschäftigen die Hundenase eine Weile; auch am Boden ausgelegte kleine Fährten oder im Laubhaufen verstecktes Futter zu erschnüffeln macht Spaß. Nasenarbeit ist ein echtes Highlight und gleichzeitig eine Beschäftigung, die viel Konzentration erfordert.

Machen Sie es Ihrem Hund ruhig schwierig, sich sein Futter zu erarbeiten. Je mehr er sich anstrengen muss, um an etwas Leckeres heranzukommen, desto größer der Spaß. Hier ist wieder der bekannte Effekt aus Frustration und Erleichterung am Werk. Auch dafür lässt sich der Kong® wunderbar einsetzen; außerdem gibt es auf dem Markt eine Reihe anderer Beschäftigungsspielzeuge, die zum Befüllen mit Futter gedacht sind. Auch eigene, ganz einfache Ideen können eine Herausforderung sein, wie seine Portion Trockenfutter in einer großen Schüssel mit Wasser, sodass die einzelnen schwimmenden Futterkugeln gefangen werden müssen.

Aktivitäten und Erfolgserlebnisse

Prinzipiell sind alle Aktivitäten gut, die mit Bewegung zu tun haben. Ängstliche Hunde neigen häufig dazu, in ihrem

Verhalten immer gehemmter zu werden. Diese Entwicklung kann man durchbrechen, indem man gezielt neue, bewegungsreiche Hobbys sucht.

Spazierengehen ist natürlich nicht schlecht, Spazierenklettern, -robben und -balancieren machen noch mehr Spaß. Auch bei der täglichen Bewegung sollten sich Phasen, in denen der Hund einfach vor sich hin laufen darf, und echte Herausforderungen abwechseln. Für besondere Leistungen gibt's wie immer etwas zu verdienen. Nutzen Sie einzelne Baumstämme, Holzstapel, Mauern, große Steine und anderes, um mit Ihrem Hund klettern zu üben. Für Koordination und Körperbewusstsein sind auch Wendungen auf schmalen Stämmen oder Balancieren durch ein „Ast-Mikado" geeignet. Neben der körperlichen Aktivierung steht dabei im Vordergrund, dass der Hund bei solchen Aufgaben möglichst oft das Gefühl hat, Erfolg zu haben. Die Übungen sollten immer so gestaltet sein, dass der Hund sich zwar anstrengen muss, sein Ziel aber sicher erreichen kann. So kann in kleinen Schritten die Frustrationstoleranz gesteigert werden.

Je schwieriger die Situation, desto attraktiver müssen die Belohnungen sein.

Spieltraining

Ängstliche Hunde können in mehrfacher Hinsicht von gezieltem Spieltraining profitieren. Sie lernen dabei, aus sich herauszugehen, Spaß zu haben und sich gleichzeitig selbst zu kontrollieren. Darunter verstehen wir, dass der Hund lernt, engagiert mit seinem Menschen zu spielen und sich dabei an Spielregeln zu halten. Besonders kontrollierte Zerrspiele sind gut für

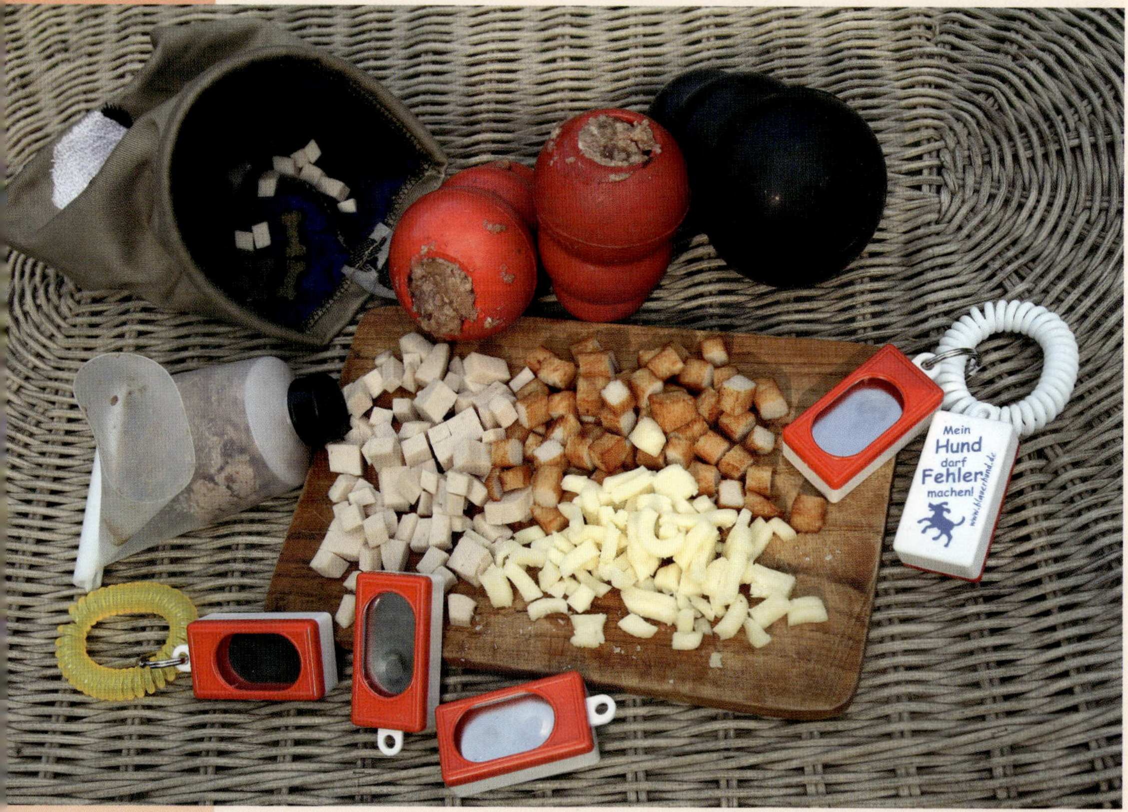

gemeinsamen Spaß und das Selbstbewusstsein des Hundes. Hierfür sollte der Hund möglichst lernen, auf ein Hörzeichen wie „Spielen!" das Spielzeug zu fassen. Auf dieses Spielkommando muss der Hund künftig auch dann warten, wenn er das Spielzeug schon vor der Nase hat. Das Signal „Aus" gehört natürlich ebenso zum Lernprogramm wie das Apportieren des Spielzeugs. Steigern Sie seine Spielleidenschaft, indem Sie öfter, aber kurz und heftig mit ihm spielen. Je stärker diese ist, desto besser können Sie das Spielen einsetzen, um angespannte Situationen zu entspannen.

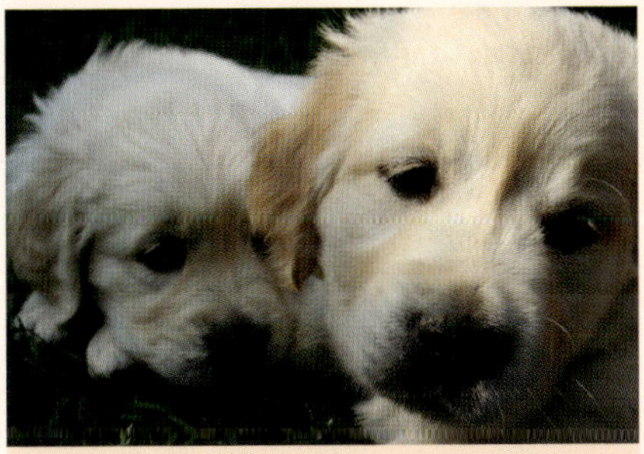

Welpen schauen sich möglicherweise ängstliches Verhalten von dem Hund ab, der bereits im Haushalt wohnt.

Hilft ein zweiter Hund bei Angstproblemen?

Oft fragen sich Besitzer von Hunden mit Angstproblemen, ob sie ihm helfen könnten, indem sie einen weiteren Hund aufnehmen. Probieren Sie es einfach aus, indem Sie einen gelassenen Hund für kurze Zeit in Pflege nehmen. Wenn es hilfreich scheint, sollten Sie sich lieber für einen erwachsenen Hund entscheiden. Bei einem Welpen könnte es sonst dazu kommen, dass Sie am Ende zwei furchtsame Hunde haben, weil Ihr junger Hund sich die Ängste vom anderen abgeschaut hat.

Medikamente

Unter modernen Hundehaltern im deutschsprachigen Raum ist es sehr umstritten, einen Hund mit Verhaltensproblemen medikamentös zu behandeln.

Unsere Einstellung misst sich wie immer an der Praxis. Wenn der Einsatz von Medikamenten sinnvoll und hilfreich ist, sollte man auch vor diesem Weg nicht zurückschrecken. Der Leitsatz von Paracelsus gilt immer noch: „Wer heilt, hat Recht." Dies bezieht sich auch auf die von Hundehaltern weit weniger kritisch gesehenen Naturheilmittel. In jedem Fall reicht eine alleinige Behandlung mit Medikamenten nicht aus. Sie sollte immer mit einem Verhaltenstraining kombiniert werden. Wann ist es aber sinnvoll, die Arbeit an Angstproblemen tatsächlich mit Psychopharmaka zu unterstützen?

Generell kann man sagen, dass diese Wirkstoffe nur bei sehr heftigen Problemen angemessen sind: wenn der Hund zum Beispiel in sehr starke Angstzustände gerät, seine Ängste immer mehr zu verallgemeinern droht oder in einen depressionsartigen Zustand abrutscht. In diesen Fällen können sie segensreich sein und den entscheidenden Impuls zum Erfolg des Verhaltenstrainings geben. Leidet Ihr Hund so schwer unter seinen Ängsten, sollten Sie sich dringend einen versierten Tierarzt suchen.

Die Rolle des Besitzers

Wenn man sich die vielen Fernsehshows zum Thema Problemhunde anschaut, bekommt man häufig den Eindruck, das Verhalten des Besitzers sei schuld an den

Problemen des Hundes. Dabei ist es egal, ob es um Ängste, aggressives Verhalten oder andere Schwierigkeiten geht. Die Lösung für Angstprobleme scheint nach Ansicht vieler Hundetrainer deshalb auch relativ simpel: Du musst nur ein souveräner Rudelführer sein, dann hat dein Hund auch keine Angst. Aber ist es in der Realität tatsächlich so einfach?

„Bin ich schuld?"

Hunde sind Meister darin, die Stimmungen ihrer Menschen wahrzunehmen. Ganz sicher hilft es deshalb einem ängstlichen Hund, wenn Sie entspannt und selbstbewusst auftreten. Leicht gesagt. Was die Entstehung eines Angstproblems angeht, ist jedoch die Theorie, dass das Verhalten des Besitzers verantwortlich ist, in den meisten Fällen vollkommen falsch.

Es gibt genügend etwas unsichere, eher zurückhaltende Hundebesitzer, die mit ihren Hunden keinerlei Angstprobleme haben. Unzählige Menschen verhalten sich nicht annähernd so, wie die alten Rudelführertheorien es verlangen würden, und leben ohne jedes Problemchen mit ihrem Vierbeiner zusammen. Ob ein Hund unter Angstproblemen leidet, hängt, wie schon in den Kapiteln zuvor beschrieben, von der Genetik, von ungünstigen oder traumatischen Erlebnissen, Alltagsbelastungen und vor allem von seinen frühen Erfahrungen

„Bin ich schuld?" fragen sich so manche Besitzer ängstlicher Hunde.

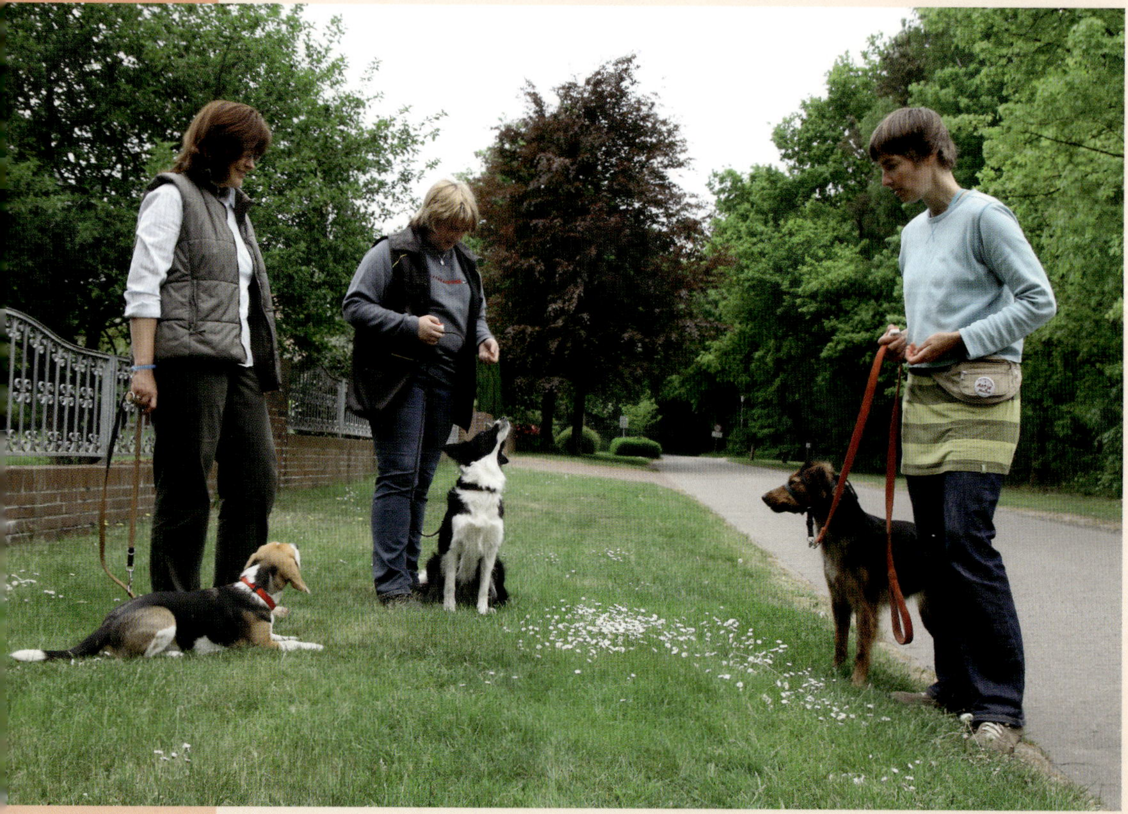

ab. Der Besitzer und sein Verhalten spielen auch eine Rolle, aber sie sind sehr selten schuld am Problem.

Besonders absurd wird der Schuldvorwurf, wenn man einen ängstlichen Hund aus dem Tierschutz übernommen hat und nun für seine Probleme verantwortlich sein soll. Solche Hunde sind häufig im Welpenalter unzureichend sozialisiert worden und haben zu wenige Außenreize und Alltagssituationen erfahren. Inzwischen werden zahlreiche Hunde aus südlichen Ländern nach Deutschland gebracht und hier an wohlmeinende Besitzer vermittelt. Zu ihrer Überlebensstrategie gehörte es oft, von Menschen gebührenden Abstand zu halten und wann immer es eng wurde schnell zu flüchten.

Ängste ignorieren?

Dieses strategische Nichtbeachten des Hundes ist inzwischen zur generellen Technik des Hundetrainings geworden. Sicher ist es besser als Bestrafungsaktionen, aber in manchen Fällen kann es ebenso grausam und sehr oft ebenso fatal sein.

Die Theorie dahinter meint, ängstliches Verhalten des Hundes würde durch die Aufmerksamkeit des Besitzers verstärkt. Beruhigendes Zureden, Streicheln oder gar auf den Arm nehmen wären einerseits eine Belohnung für das Angstverhalten. Andererseits würde dem Hund so die Möglichkeit genommen, die Erfahrung zu machen, dass ihm keine Gefahr droht. Hört sich theoretisch schlüssig an. Was ein Welpe oder auch erwachsener Hund ganz sicher lernt, wenn seine Besitzer ihn in einer beängstigenden Situation ignorieren, ist, dass von seinen Menschen keine Hilfe zu erwarten ist. Er muss sich also eine andere Strategie suchen, um mit seiner Angst klarzukommen, beispielsweise weglaufen oder aggressive Signale aussenden. Wir sind jedoch der Meinung – schon ein Welpe sollte lernen, dass es die beste Problemlösung ist, sich bei seinem Besitzer in Sicherheit zu bringen. Wenn das auch im späteren Leben die Standardstrategie eines ängstlichen Hundes ist, macht es das Arbeiten am Angstproblem sehr viel leichter. Eine von Urvertrauen geprägte Beziehung zu seinem Menschen ist die beste Grundlage für ein angstfreies Hundeleben.

Sicherheit geben

Nach unserem Verständnis sollte die Rolle des Besitzers eine etwas andere sein, als sie üblicherweise dargestellt wird. Statt, wie immer noch oft propagiert, den Rudelführer zu geben, sollten sich Hundebesitzer im Idealfall wie fürsorgliche Eltern verhalten. Es entspricht einfach nicht mehr dem Wissen unserer heutigen Zeit, längst überholte Hierarchietheorien im Zusammenleben mit Hunden anzuwenden. Dazu kommt, dass nach diesen alten Theorien die Alpharolle zu spielen bedeutet, den Hund in vielen Situationen zu ignorieren, wenn er Aufmerksamkeit, Körperkontakt oder Spiel von sich aus initiiert.

Ein fürsorglicher Elternteil zu sein bedeutet, den Hund – am besten von Welpenalter an – in gefährlichen Situationen zu beschützen. Der Welpe sollte lernen, dass er sich auf Ihrem Arm sicher und geborgen fühlen kann. Dort ist er außerdem heraus aus dem Gefahrenbereich. Es ist immer eine gute Idee, den kleinen Hund erst einmal in Sicherheit zu bringen, in jedem Fall besser als schlechte Erlebnisse zu riskieren, wie Begegnungen mit un-

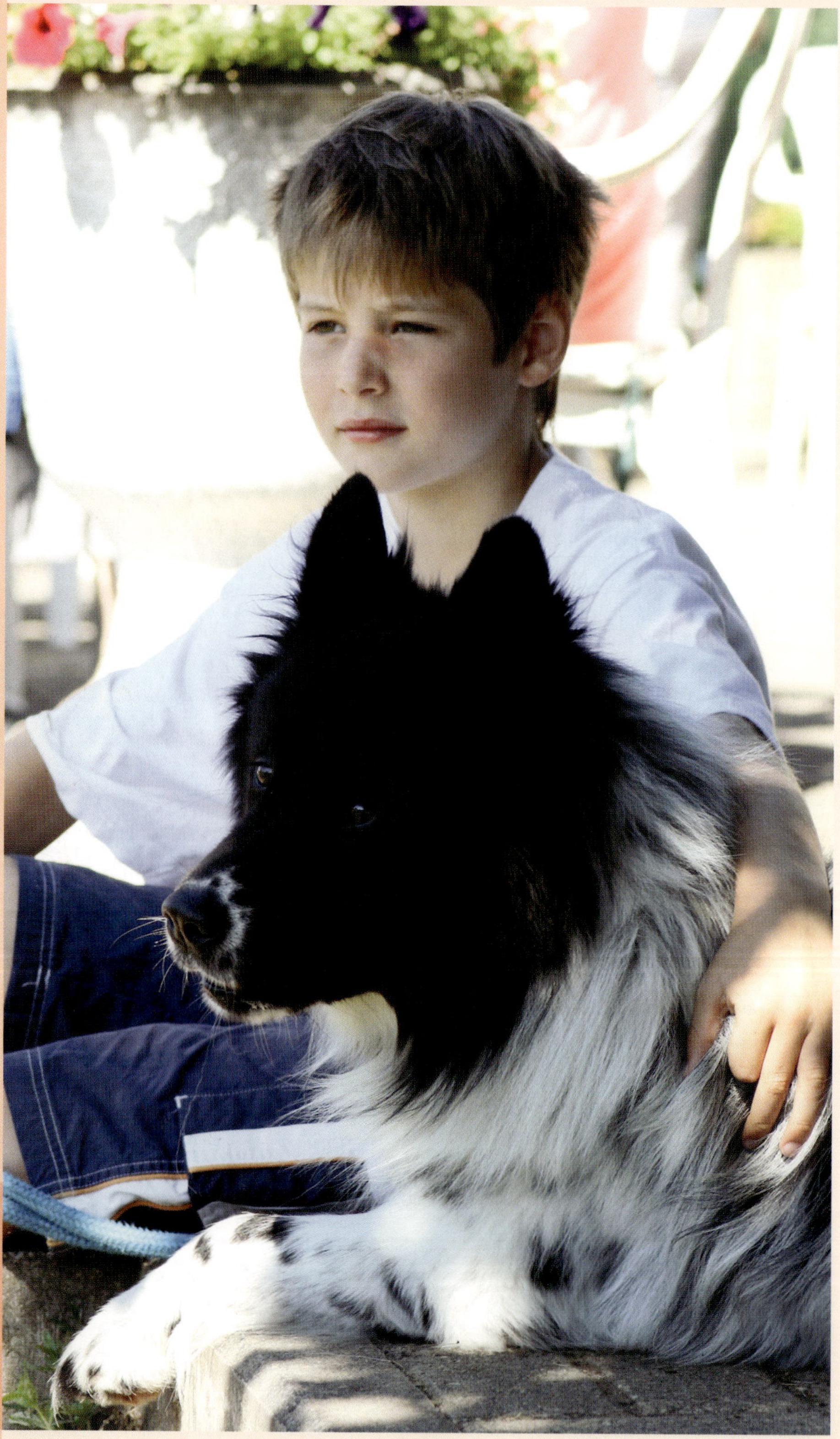

Bei der Familienhund-Züchtung namens Elo werden die Zuchthunde besonders nach ihrem Verhalten ausgewählt. Daher haben diese Hunde seltener mit Angstproblemen zu tun.

freundlichen Artgenossen. Das Hochnehmen sollte selbstverständlich für den Kleinen sein und am besten passieren, bevor dieser überhaupt Angstverhalten zeigt. Wenn man selbst ruhig agiert, besteht keine Gefahr, den Welpen so zum Angsthasen zu erziehen. Im Gegenteil, Sie steuern nur gezielt die Erfahrungen, die Ihr Hund macht.

Ängste ernst nehmen

Die beschützende Mutter- oder Vaterrolle für einen ängstlichen Hund zu spielen bedeutet auch zu entscheiden, wie viel Konfrontation mit seiner Angst angebracht ist. Bedenken Sie, dass die Lebensqualität des Hundes darunter leidet, immer wieder Angst haben zu müssen. Wenn Sie keinerlei Einfluss auf die Auslösereize haben, sollten Sie alles in Betracht ziehen, was Ihrem Hund hilft, und möglichst schnell mit dem Training beginnen. Falls sich Auslöser auch vermeiden lassen, ist es in manchen Fällen vielleicht sinnvoller, den Weg des guten Managements zu gehen. Ein Hund, der einzig eine Phobie vor dem Staubsauger hat oder das Geräusch des Mixers nicht ertragen kann, muss nicht unbedingt lernen, dass diese lauten Dinger ihm nicht gefährlich werden. Man kann genauso gut den Hund immer rechtzeitig vor dem Putzen oder Kochen in ein entferntes Zimmer oder ins Auto bringen. So weit möglich, sollten Sie unkontrollierte Begegnungen mit dem Auslösereiz vermeiden. An einer bestimmten Angst kontrolliert und mit Methode zu arbeiten, wird sich auch positiv auf Ihre Beziehung zu Ihrem Hund auswirken. Je mehr Sie selbst Einfluss auf die Lage und die Reaktionen des Hundes nehmen, desto enger wird Ihre gegenseitige Bindung werden. Sind Sie jedoch unvorbereitet, können solche unkontrollierten Konfrontationen Ihre Bedeutung als Sicherheitssignal für den Hund infrage stellen.

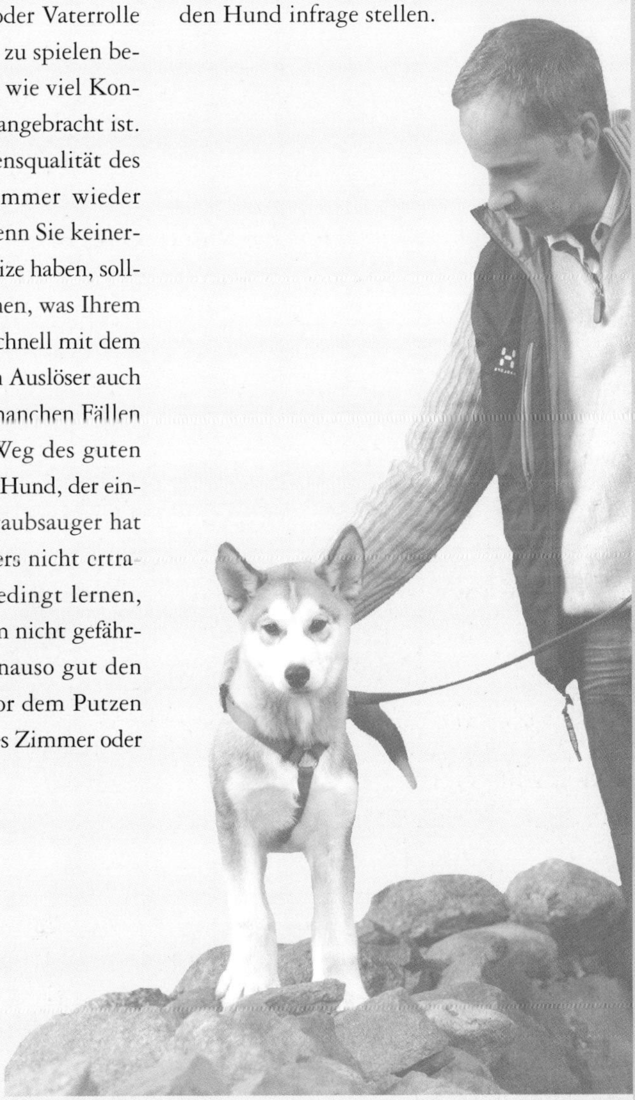

Typische Ängste bei Hunden und wie man damit umgeht

Wie bereits im Kapitel „Was tun?“ beschrieben, ist unser Problemlösungsansatz für Ängste immer eher ganzheitlich ausgerichtet. Das Lebensgefühl des Hundes im Alltag spielt eine entscheidende Rolle für die Intensität von Ängsten und die Grundeinstellung, mit der ein Hund durchs Leben geht. Auch bei den Hunden aus den nachfolgenden Fallbeispielen wurde parallel zum Training immer versucht, in diesem Bereich so viele positive Veränderungen wie möglich anzuregen. Vor allem dieser Teil der Therapie ist ganz individuell und auf die Bedürfnisse des einzelnen Hundes ausgerichtet. Wenn also Ihr Hund eines der folgenden typischen Angstprobleme hat und Sie die vorgeschlagene Trainingsmethode ausprobieren wollen, vergessen Sie nicht, nebenbei das Wohlfühlbudget Ihres Hundes aufzufüllen.

Angst vor Menschen

Wenn jemand einen Hund mit diesem Problem besitzt, besonders aus dem Tierschutz, wird oft vermutet, dass das Tier misshandelt wurde. Dies ist jedoch meist nur selten die Ursache. In den meisten Fällen hat der Hund in den ersten Wochen seines Lebens nicht genug positiven Kontakt mit vielen verschiedenen Menschen gehabt und fürchtet sich deshalb vor ihnen.

Was nicht so gut funktioniert

Oft wird empfohlen, dem Hund durch fremde Menschen Futter anbieten zu lassen. Dies kann in leichten Fällen des gelben Bereichs sogar funktionieren, bei mittelstarken, also in unserem Sinne orangen Ängsten werden diese eher verschlimmert. Der Grund dafür ist, dass der Hund seine Furcht kurzzeitig überwinden muss, um ans begehrte Leckerchen zu kommen, und damit hinterher umso erleichterter ist, es überstanden zu haben. Ein emotionales Pingpongspiel, das den Hund in den roten Erregungsbereich treiben kann. Im roten Zustand kann sich auch der verfressenste Vierbeiner nicht für Nahrung interessieren, da der Körper auf Überlebenskampf eingestellt ist. In diesem Zustand ist er für Futter nicht mehr empfänglich und solche Lockangebote konfrontieren den Hund nur unnötig mit seinen Ängsten.

Hinterher belohnen

Eine weitere Methode, die nur bei gelber Problemintensität funktioniert, ist, den

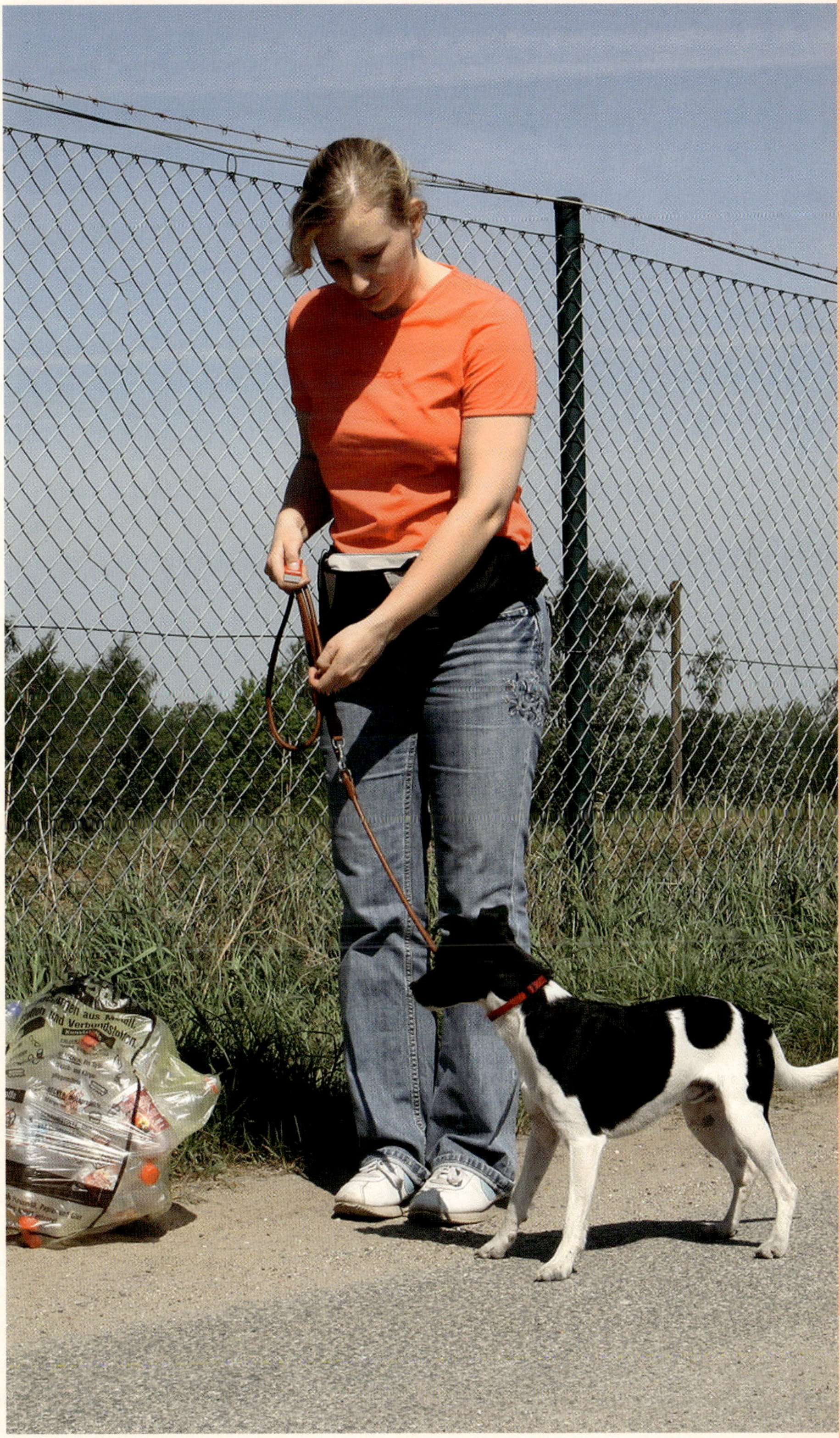

Die Angst vor Müllsäcken ist unter Hunden weit verbreitet.

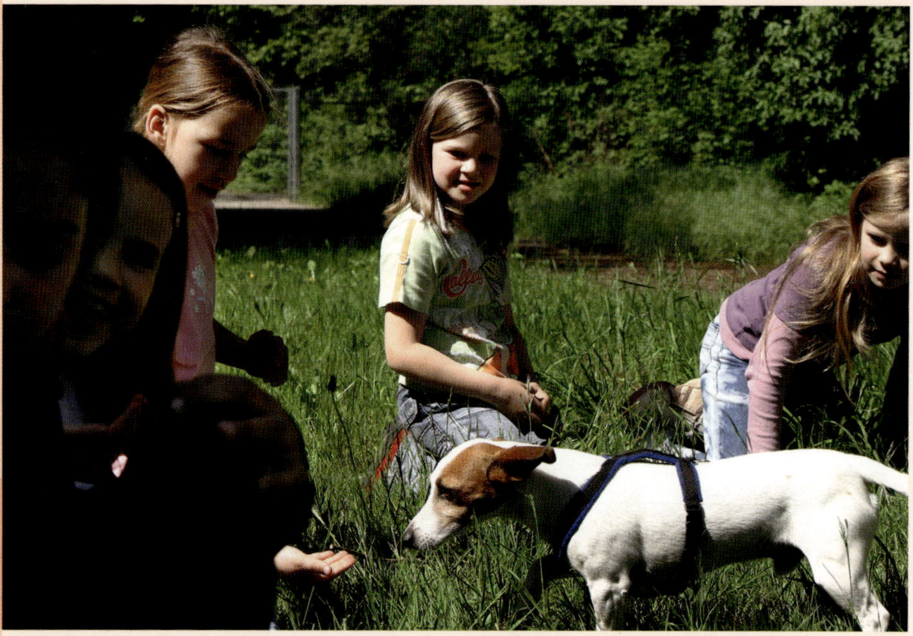

Das Locken mit Futter bringt einen ängstlichen Hund leicht in einen inneren Konflikt.

Hund nach jeder Begegnung mit Futter oder Spiel zu belohnen. Da der Hund hier noch zu bewussten Entscheidungen fähig ist, kann er lernen, dass die Konfrontation gute Dinge verheißt. Zu dieser bewussten Einsicht ist ein Hund im orangen Bereich kaum in der Lage, und der Effekt wird sein, dass man das Gefühl der Erleichterung noch mit der Belohnung verstärkt. Wenn man zum Beispiel auf dem Spaziergang immer nach einer Begegnung mit einem Menschen ein Spielzeug zückt, um mit dem Hund ein Zerrspiel zu spielen, freut er sich noch mehr darauf, dass der Mensch endlich vorbei ist. Hunde im roten Zustand nehmen, wie schon erwähnt, sowieso keine Futterbelohnungen an und sind nur in seltenen Ausnahmefällen zum Spielen zu motivieren.

So helfen Sie in den verschiedenen Angststufen

Bei Angst vor Menschen haben wir es mit einem optischen Auslösereiz zu tun. Der Hund empfindet also Angst, wenn er einen Zweibeiner sieht. Hier empfehlen wir den Anblick von Passanten mit unserer Technik Klick-für-Blick gegenzukonditionieren. Für dieses Problem ist es jedoch nicht empfehlenswert, den Clicker selbst einzusetzen, sondern ein Klickwort. Erfahrungsgemäß zieht man in der Öffentlichkeit neugierige Blicke und Fragen auf sich, wenn man mit dem Clicker arbeitet. Dies kann für einen ängstlichen Hund schnell zu viel werden und so den Erfolg dieser sehr effektiven Technik infrage stellen. Ein konditioniertes Wort ist da sehr viel dezenter. Wählen Sie für den Einstieg in die Technik möglichst dem Hund vertraute Personen aus, aus dem Hundeverein oder der Familie. Wenn Sie den Eindruck haben, dass der Hund sich bewusst entscheidet, die Menschen anzusehen, damit Sie klicken, können Sie ins wirkliche Leben gehen. Dies geht oft sehr schnell und braucht nur ein oder zwei Übungseinheiten. Zunächst sollten Sie Situationen aufsuchen, die für den Hund leicht sind. Für viele Hunde ist es leichter, vielen Passanten im Park zu begegnen als einzelnen im Wald. Später kann man sich den Passanten immer mehr nähern und auch in schwierigeren Umgebungen üben. Während dieser Trainingsphase wäre es besser, wenn möglich die normalen Alltags-Spaziergänge in sehr einsame Gegenden zu verlegen und Begegnungen dort aus dem Weg zu gehen. Achten Sie darauf, dass die vielen Klicks und Leckerchen sofort aufhören, wenn die Begegnung vorüber ist, um das Gefühl der Erleichterung danach auszugleichen. Auch sollten Sie vermeiden, den Hund hinterher zu loben. Damit würden Sie wieder die Erleichterung verstärken, und aus der Sicht des Hundes könnte es so wirken, als seien Sie selbst auch erleichtert.

Wie geht's weiter?

Mit der Klick-für-Blick-Technik bekommt man einen Hund recht schnell vom orangen Bereich in den gelben. Je mehr er sich entspannt, desto mehr kann man ihn dann mit einzelnen, ihm fremden Menschen vertraut machen. Ab jetzt klicken Sie nicht mehr fürs Ansehen, sondern für jede weitere Annäherung oder sogar Kontaktaufnahme. Gehen Sie mit einzelnen Menschen spazieren, die der Hund möglichst nicht kennt, und bitten Sie Ihren Begleiter, gegen Ende des Spaziergangs eine aktive und positive Rolle für den Hund zu spielen. Die fremde Person kann einfache Übungen mit dem Hund machen und großzügig mit dem Clicker belohnen. Wenn der Hund ein Lieblingsspielzeug hat, könnte ein gemeinsames Spiel reine Wunder bewirken. Lassen Sie sich etwas

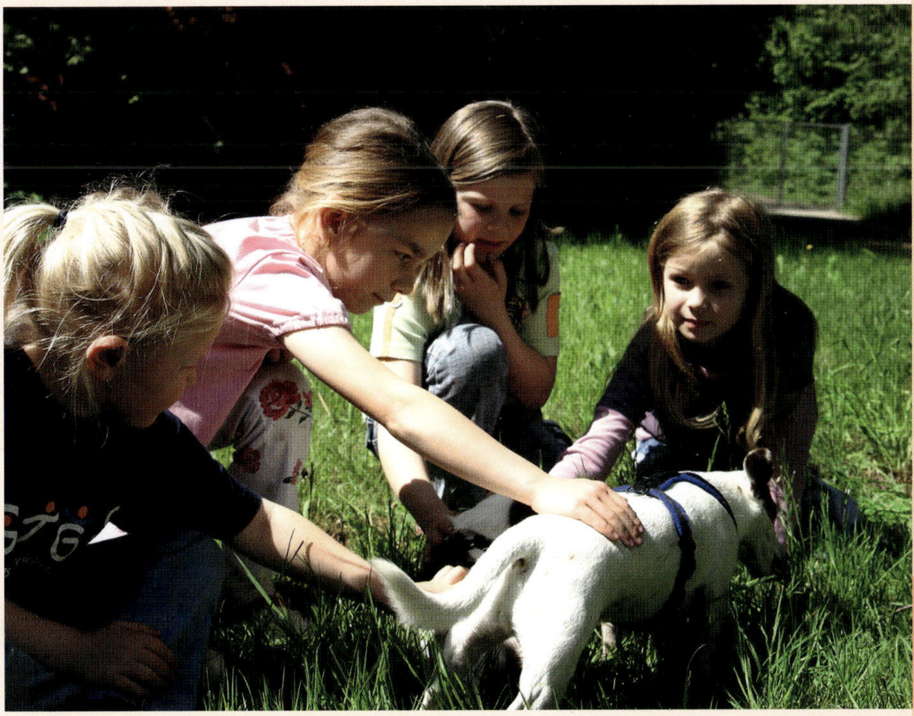

James hat gelernt, dass es okay ist in der Nähe von Kindern zu sein.

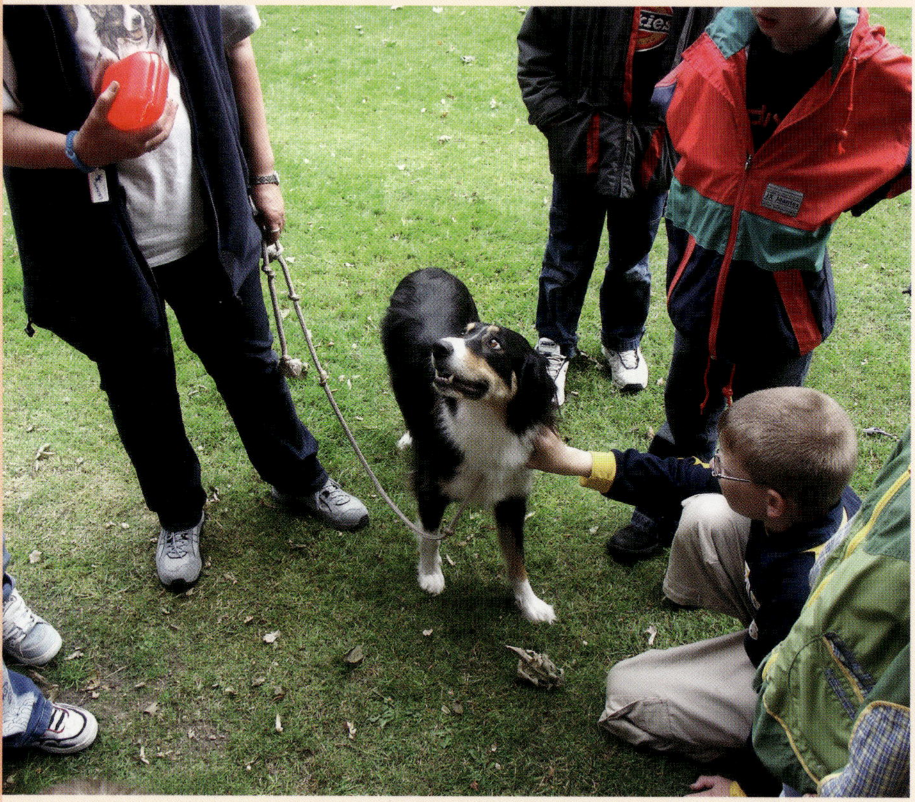

„Der fasst mich an Frauchen. Klickst du nicht??“

einfallen und sorgen Sie dafür, dass der Hund einen immer größeren Freundeskreis bekommt. Das wird ihm zu einer neuen Grundeinstellung Menschen gegenüber verhelfen.

Angststufe Rot

Bewegt sich ein Hund mit Angst vor Menschen im roten Intensitätsbereich, bedeutet dies, dass er nur zu unbewussten Reaktionen fähig ist. Wenn sie könnten, würden diese Hunde eher die Flucht wählen. Da dies aber oft nicht möglich ist, weil sie angeleint sind oder in einer engen Wohnung nicht ausweichen können, greifen sie auf aggressive Signale oder sogar offene Aggression zurück. Schnell wird dies dann zu einer erfolgreichen Strategie und Flucht kommt nicht mehr infrage. Mit diesem Problem sollten Sie sich unbedingt an einen erfahrenen Trainer, Verhaltensberater oder Fachtierarzt wenden. Er oder sie wird mit Ihnen die Situation besprechen, sich das Verhalten ansehen und Ihnen einen gangbaren Weg aufzeigen. Passen Sie bitte gut auf Ihren Hund auf, damit niemand zu Schaden kommt. Unsere Herangehensweise können Sie unter „Angst vor Hunden, Stufe Rot“ nachlesen.

Was tun, wenn Besuch kommt?

Für die Besuchssituation sollten Sie schon in Vorarbeit eine Strategie üben, die beinhaltet, dass man den Hund an eine Box oder

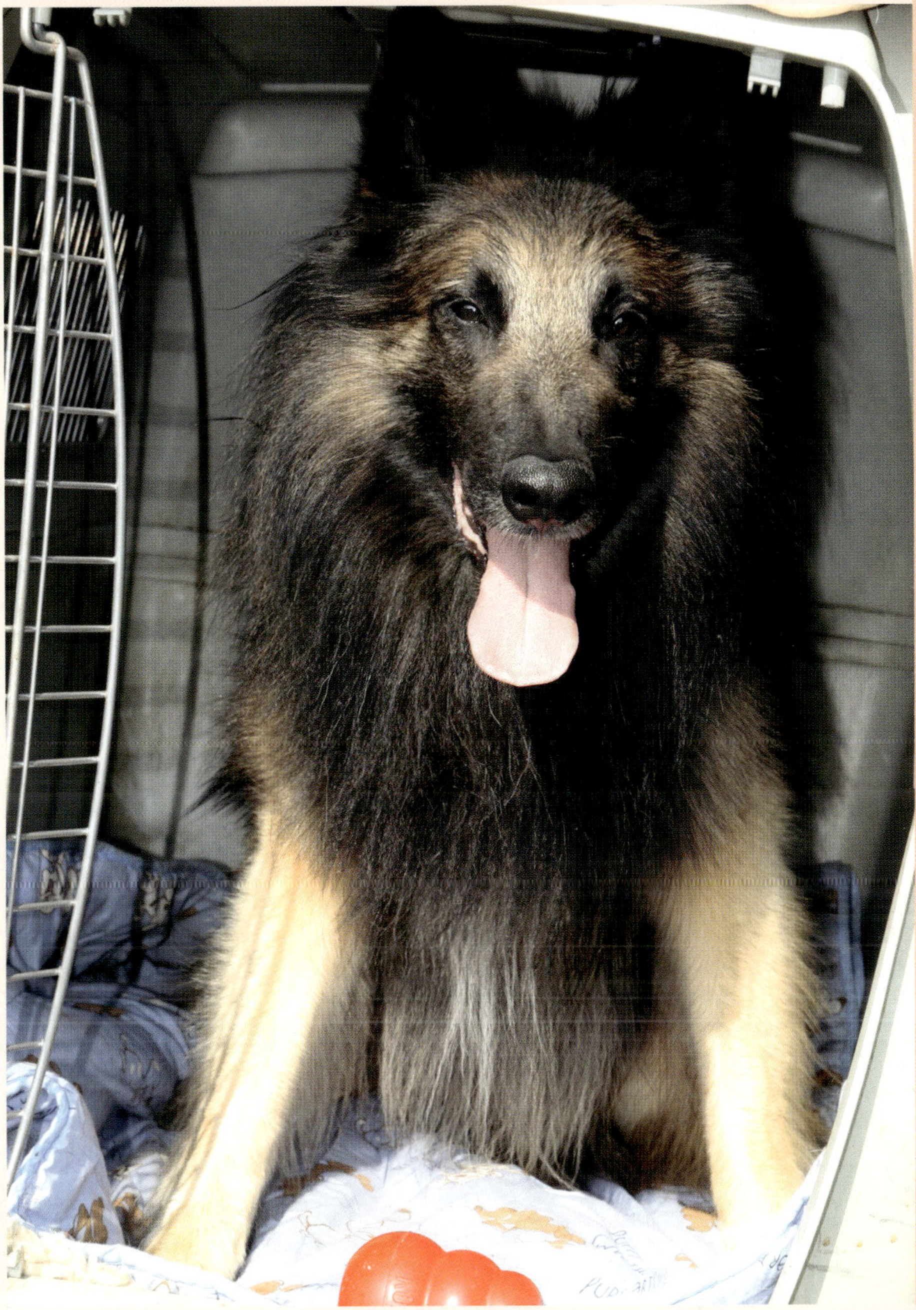

Die Box kann auch eine gute Hilfe sein, wenn Besuch kommt.

einen Käfig gewöhnt, in dem er immer seinen gestopften Kong® bekommt. Die Box muss zunächst so weit entfernt sein, dass der Hund in seiner Angstintensität nicht über den orangen Bereich hinauskommt. In manchen Fällen bedeutet das, dass Hund und Box in einem anderen Raum bleiben. Wenn nun Besuch ansteht, legt man den vorbereiteten, lecker gefüllten Kong® in die Box und schließt die Tür, sodass der Hund davorsteht und nicht herankommt. Sobald es klingelt, gehen Sie erst mit dem Hund zur Box (wenn es schwierig wird, mit Leinenhilfe) und öffnen ihm endlich die Käfigtür. Er wird sich freuen, dass er hineindarf, und dies sowie auch das lustvolle Beschäftigen mit dem Kong® mit dem Besuch verknüpfen. Ideal wäre es, wenn Sie ihm den noch nicht entleerten Kong® wieder wegnehmen, sobald der Besuch gegangen ist. Bisher war der Hund wahrscheinlich erleichtert, wenn er den Gast endlich erfolgreich vertrieben hatte. Nun wird er erleichtert sein, dass endlich der Besuch da ist und er zu seinem Kong® in die Box darf. Dass der Besuch schon bald wieder geht, ist eher eine kleine Enttäuschung. Diese Technik kann auch für Hunde des gelben oder orangen Angstbereichs hilfreich sein und bei ihnen mit einem Körbchen anstatt der Box geübt werden.

Angst vor Hunden

Linus, der schwarze Zwergpudel, kommt aus einer Massenzucht. Dort wurden mehrere Hunderassen in gekachelten Räumen aufgezogen und so unter beinah sterilen Verhältnissen denkbar schlecht auf ihr Leben vorbereitet. Als das neue Frauchen ihren Linus im Alter von zehn Wochen abholte, hatte sie den besten Eindruck von den Aufzuchtbedingungen. Sie konnte nicht erkennen, dass ihr Pudel aus einem großen Wurf stammte, der auf recht engem Raum gehalten wurde, und Linus der unterdrückte Prügelknabe seiner Geschwister war. Neben der unzureichenden frühen Sozialisation hatte er sich schon an die Rolle des schüchternen Außenseiters gewöhnt. Pudel sind eigentlich die idealen Familien- und Begleithunde, da sie seit langer Zeit für diese Rolle gezüchtet werden. Sie stecken oft auch ungünstige Aufzuchtbedingungen ganz gut weg und werden trotzdem zu den lustigen, freundlichen Clowns, als die wir sie kennen. Linus hatte jedoch einen denkbar ungünstigen Start, und als Renate mit ihm in die Welpenspielstunde ging, wurde es nicht besser. Linus wollte nicht mit den anderen Welpen spielen und verkroch sich nur ängstlich zwischen Frauchens Beinen oder in einer Ecke. Nach der dritten Stunde ging Renate nicht mehr hin.

Mit dieser Vorgeschichte ist es kein Wunder, dass Linus seine Angst vor Artgenossen nicht ablegen konnte. Wenn den beiden ein Hund begegnete, wurde er starr vor Angst. Besonders schlimm reagierte Linus, wenn ein unangeleinter Vierbeiner auf ihn zukam, um Hallo zu sagen. Die einzige Rettung für ihn war es dann, auf den Arm von Frauchen zu dürfen.

Was nicht funktioniert

Oft wird bei ängstlichen Hunden empfohlen, sie im freien Spiel mit anderen Hunden zu sozialisieren.

Wenn die Angst nicht zu stark ist und die anderen Hunde sehr vorsichtig sind, kann diese Strategie durchaus fruchten. Da heutzutage viele Hunde schon in der Welpenspielstunde das zu grobe Spielen erlernen, ist es sehr schwierig, eine Gruppe von sanften Hunden zu finden. Die meisten Hunde mit Ängsten gegenüber Artgenossen befinden sich aber schon im orangen Erregungsbereich, wenn sie einzelnen Hun-

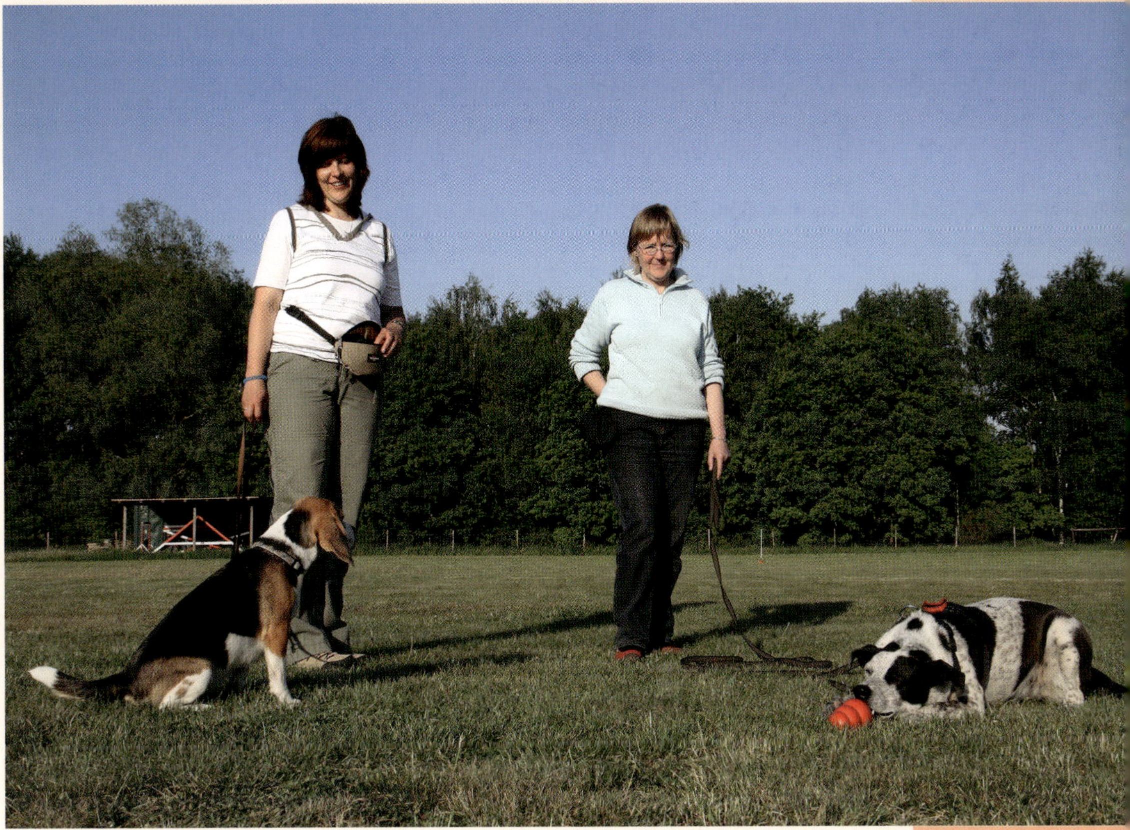

Um den Erregungszustand von Steffi in Anwesenheit des anderen Hundes zu reduzieren, bekommt sie zunächst ihren gefüllten Kong.

den begegnen. Mit Gruppenspielen sind sie vollkommen überfordert, und die Gefahr, dass sie sich aggressive Strategien angewöhnen, ist sehr groß.

So helfen Sie in den verschiedenen Angststufen

In diesem Stadium versuchen Hunde den direkten Kontakt mit Artgenossen zu vermeiden, indem sie gleich Abstand halten und eventuell einen Bogen laufen. Bei Menschen würde man sagen, sie seien ausgesprochen schüchtern. Da die Begegnung mit anderen Hunden häufig unkontrolliert abläuft, weil einem auf dem Spaziergang unangeleinte Hunde begegnen, ist die Gefahr einer Verschlimmerung ständig präsent. Dies besonders, wenn einem mal wieder ein „Der-tut-Nichts" entgegengestürmt kommt und der eigene Hund angeleint ist. Für diese Situationen empfehlen wir, den eigenen Hund hinter sich zu halten und den fremden Hund mit strengem Tonfall wegzuschicken. Dies funktioniert erstaunlich häufig gut, wenn auch nicht jedes Mal. Für den eigenen Hund spielt man auf diese Art die schützende Elternrolle und verhindert so, dass sein Erregungszustand sich verschlimmert und er eventuell zu aggressiven Verteidigungsstrategien greift. Kleine Hunde kann man in solchen Situationen auf den Arm nehmen, vorausgesetzt sie sind es gewohnt, auf dem Arm getragen zu werden, und fühlen sich dort wohl und sicher. In seltenen Fällen kann es passieren, dass der fremde Hund Ihnen gegenüber Aggressionen zeigt, deshalb ist Vorsicht geboten. Das Auf-den-Arm-Nehmen wird von den meisten Hundehaltern stark kritisiert, und Sie müssen sich darauf einstellen, besonders von den Besitzern eines „Der-tut-Nichts" einiges zu hören zu bekommen.

Um aktiv am Problem zu arbeiten, halten Sie den Hund an der Leine in ausreichendem Abstand und üben Sie unsere Klick-für-Blick-Technik. Bringen Sie außerdem Ihren Hund möglichst häufig mit einzelnen sanftmütigen Artgenossen zusammen. Dies sollte am besten auf einem gemeinsamen Spaziergang statt einer Hundewiese geschehen. Die Suche nach solchen Trainingspartnern ist nicht einfach, aber meist können Tierärzte, Trainer oder Hundeschulen weiterhelfen. So schaffen Sie für Ihren Hund einen großen Freundeskreis, in dem er seine soziale Kompetenz üben kann.

Angststufe Orange

Ein Hund, der in Begegnungssituationen in den orangen Angstbereich gerät, zeigt meist aktive Vermeidungsstrategien, er entscheidet sich für Flucht. War diese Variante irgendwann einmal nicht möglich, wird er wahrscheinlich auch eine weitere Strategie gelernt haben, um sich Artgenossen vom Leib zu halten. So entsteht häufig das Problem, dass der Hund an der Leine zwar erst noch versucht auszuweichen, dann aber schnell zu Knurren, Schnappen oder zumindest Kläffen übergeht.

Je nachdem, ob man eher ein Problem mit Flucht oder aggressivem Verhalten hat, ist das aktive Vorgehen entsprechend Stufe Gelb oder Stufe Rot zu empfehlen. Zeigt der Hund bereits Verteidigungsverhalten, ist die Situation meist sehr instabil. Dann hängt es nur noch von der Reaktion des fremden Hundes ab, ob es zur Eskalation kommt und der Erregungszustand in den roten Bereich kippt.

Angststufe Rot

Da der Hund auf Stufe Rot nicht zu bewussten Entscheidungen fähig ist, bleiben ihm nur die biologischen Überlebensstrategien. In Bezug auf Angst vor anderen Hunden hat man es beinahe ausnahmslos mit aggressiven Signalen oder Verhalten zu tun, mit denen der Hund versucht Abstand herzustellen. Die früher benutzte Schublade für dieses Verhalten ist Angstaggression; diese Bezeichnung wird der Sache aber nicht gerecht. Ganz zu Beginn dieses Verhaltens mag noch die reine Angst der Antrieb gewesen sein, aber sehr bald kommen andere Mechanismen hinzu. Durch das Gefühl der Erleichterung wird die Aggression schnell selbst belohnend, und wahrscheinlich hat ein solcher Hund schon einiges an Frust aufgestaut, den er nun endlich rauslassen kann. Neben der Arbeit an dem Angstproblem des Hundes muss man also auch an der Aggression arbeiten. Wir raten in diesem Fall dringend, die Hilfe eines erfahrenen Trainers, Verhaltensberaters oder Fachtierarztes zu suchen und sehr vorsichtig zu sein, damit keine anderen Hunde zu Schaden kommen. Lassen Sie sich auf keinen Fall zu Bestrafungsaktionen, zum Beispiel mit Kettenwürger, Stachelhalsband, Nackenschütteln oder Auf-den-Rücken-Werfen überreden! Damit werden solche Fälle immer wieder stark verschlimmert. Um an dem Problem zu arbeiten ist es die erste Priorität, den

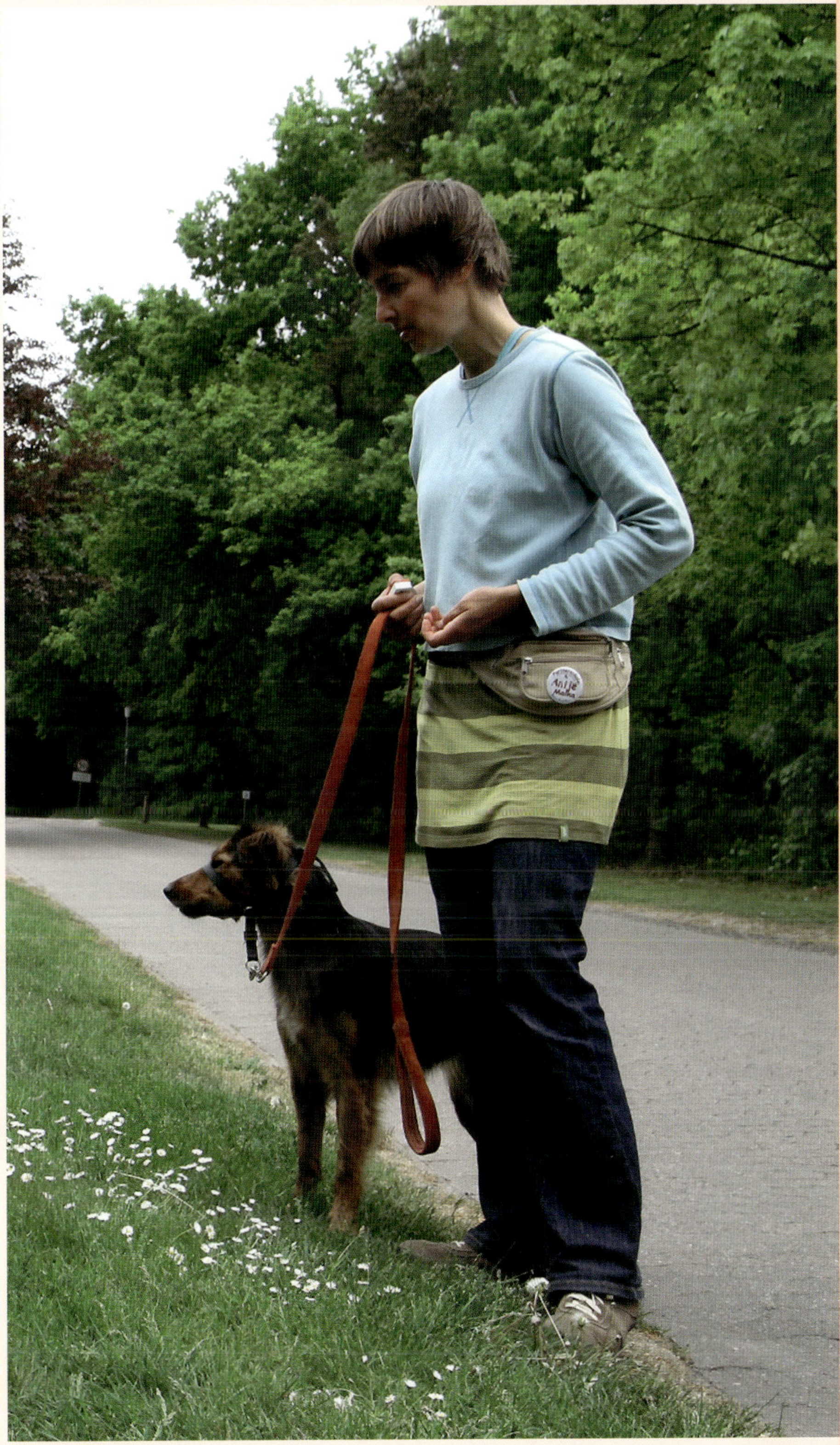

Der Gentle Leader® verhindert unerwünschte Verhaltensweisen und der Clicker verstärkt erwünschte.

situationsbezogenen Erregungszustand zu reduzieren, denn solange der Hund so aufgeregt ist, kann er keine neue Verhaltensstrategien erlernen. Wir setzen hierfür den sogenannten Gentle Leader® ein, ein spezielles Kopfhalfter aus den USA. Dieses Hilfsmittel hat bei den meisten Hunden schon von sich aus eine beruhigende Wirkung, da es zwei Reflexpunkte an Schnauze und Nacken anspricht. Ein weiterer Vorteil ist, dass man unerwünschte Verhaltensweisen wie Bellen, Knurren, Starren und Aggressionen meist sofort stoppen und kontrollieren kann, indem man sanft seitlich an der Leine zieht. So laufen Begegnungen schon einmal deutlich entspannter und sicherer ab, und der Hund macht gleichzeitig die Erfahrung, dass die alte Strategie nicht mehr funktioniert.

Idealerweise würde man mit einem solchen Hund nur unter kontrollierten Bedingungen üben. Das heißt, es werden ausgewählte gelassene Hunde als Trainingspartner gebraucht, und unkontrollierte Begegnungen im Alltag sollten für einige Zeit vermieden werden. Allein dies zu gewährleisten macht die Sache schon sehr schwierig. Beim Üben mit einem anderen Hund hält man den Abstand zunächst so groß, dass der eigene Hund sich noch beherrschen kann, und übt mit ihm Klick-für-Blick. In extremen Fällen wäre es sinnvoll, ihm zunächst in diesen Situationen nur den gefüllten Kong® zum Stressabbau anzubieten und erst, wenn er sich beruhigt hat, mit dem Clicker weiterzuüben. Auch die Stress-Anker-Massage kann oft hilfreich eingesetzt werden. Im Laufe der Zeit kann dann der Abstand zum anderen Hund immer weiter reduziert werden. Sobald der Hund in unerwünschte Verhaltensweisen fällt, führt man ihn sanft und seitlich mit der Leine etwas weiter weg und vergrößert den Abstand. Die alte Strategie beispielsweise mithilfe des Gentle Leaders® zu unterbinden ist ein wichtiger Bestandteil des Trainings.

Klappt die entspannte Begegnung mit einzelnen Hunden, ist es meist sehr effektiv, an Gruppenkursen mit nicht mehr als fünf bis sechs Hunden pro Gruppe teilzunehmen. Suchen Sie einen Kurs, in dem kein Freispiel vorgesehen ist und die anderen teilnehmenden Hunde mit ihren Besitzern eher ruhige Übungen trainieren (kein Agility oder etwas ähnlich Aktives). Klären Sie mit dem Trainer ab, dass für Sie nicht die Übungen wie Sitz, Platz, Fuß und so weiter auf dem Programm stehen, sondern Sie sich vorrangig dem Verhalten Ihres Hundes widmen. In manchen Fällen ist es angebracht, in der ersten Stunde nur irgendwo am Rand zu stehen und den Hund an seinem Kong® nuckeln zu lassen. Klicken Sie während der nächsten Trainingsstunde so großzügig für gelassenes Verhalten, dass Sie mindestens die doppelte Tagesration an Futter loswerden. Oft sind bereits in der zweiten oder dritten Stunde beachtliche Fortschritte zu sehen.

Geräuschangst

Alf, ein Belgischer Schäferhund, hatte schon früh Probleme mit lauten Geräuschen. Er versuchte sich immer irgendwo zu verkriechen, wenn es laut wurde. Als Alf etwa neun Monate alt war, erlebte er sein erstes Silvester. Seine Besitzerin, die Studentin Mareike, war richtig erleichtert, als sie merkte, dass ihr Hund trotz Knallern und Raketen für seine Verhältnisse recht

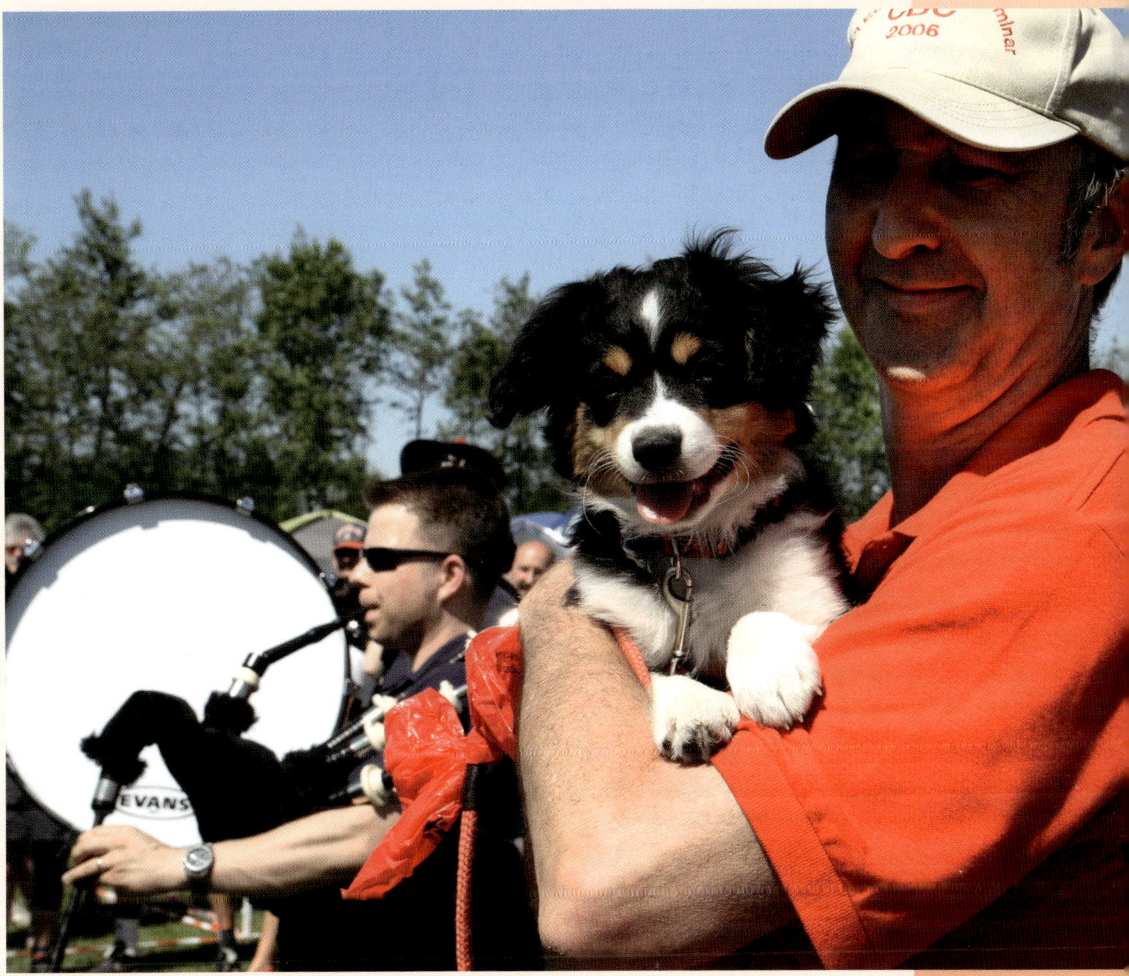

Wer früh Dudelsack und Trommeln kennenlernt, dem können später kaum Geräusche Angst machen.

gelassen reagierte. Das war im folgenden Jahr schon deutlich anders, denn nun wollte Alf auf den Spaziergängen schon an den Tagen vor Silvester am liebsten sofort zurück nach Hause, wenn es irgendwo knallte. Dort angekommen, verkroch er sich aufgeregt unter dem Sofa, entspannte sich jedoch recht bald. Das dritte Silvester war bereits sehr schwierig. Alf ließ sich nicht mehr zum Gassigehen motivieren und bockte erfolgreich schon vor der Haustür. Das vierte Jahr brachte die Katastrophe. Mareike hatte Alf über Silvester bei Freunden untergebracht, deren Sofa so niedrig war, dass Alf sich nicht darunter verkriechen konnte. Nach mehreren Versuchen, trotzdem unters Sofa zu kommen, stellte er sich völlig hilflos mit dem Kopf gegen die Wand, zitterte am ganzen Körper und hechelte heftig.

Wie kommt zu dieser Form der Angst?

Alfs Geschichte ist typisch für einen Hund mit einer Geräuschangst. Zunächst wirkte er nur etwas empfindlich, was Krach angeht, und mit der Zeit wurde es immer schlimmer. Dabei ist ein Hund, der nur an Silvester solche Probleme hat, noch ganz gut dran. Feuerwerk kommt nicht so häufig vor, dass eine Angst davor das alltägliche Leben stark beeinflusst. Sehr schnell kann sich die Geräuschempfindlichkeit aber ausweiten. Der Hund reagiert vermehrt auf Schüsse, beginnt sich vor Baugeräuschen und Fluglärm zu fürchten. Bald wird er in Gegenden, die er mit solchen Geräuschen verbindet, schon Angst vor der Angst bekommen und sich immer mehr weigern, dorthin zu gehen. In extremen Fällen mag der Hund am Schluss nicht mal mehr vor die Haustür gehen. Das alles wegen Geräuschen, bei denen ihm vermutlich nie wirklich etwas passiert ist. Für viele Besitzer ist gerade das schwer zu verstehen. So verrückt, wie es oberflächlich scheint, ist die ganze Sache aber nicht. Es handelt sich um den bekannten Teufelskreis der Angst, der bei Hunden noch ungehemmter abläuft als bei Menschen. Ihnen kann man erklären, warum welche Geräusche entstehen, Hunden nicht.

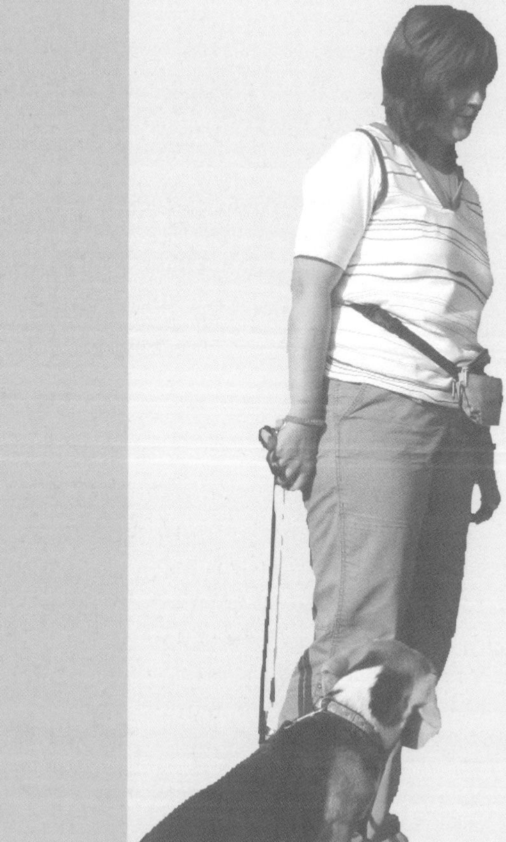

Das bringt Sie nicht weiter

An diesem Punkt bekommen die besorgten Hundemenschen verschiedene Tipps von anderen Hundehaltern oder Trainern. Als Erstes kommt immer, dass man Ängste ignorieren soll, damit sie verschwinden. Wie schon an anderer Stelle erwähnt, ist es für einen angsterregten Hund aber zweitrangig, ob seine Besitzer ihn beachten oder nicht. Er zeigt die Angst ja nicht, um ihre Aufmerksamkeit zu ergattern. Im Gegenteil, das Ignorieren beinhaltet noch die Gefahr, dem Hund eine wirksame Strategie – Hilfe von Frauchen – zu nehmen.

So können Sie helfen

Im Fachhandel werden inzwischen verschiedene Tonträger mit den Geräuschen angeboten, auf die Hunde im realen Leben oft mit Angst reagieren. Diese CDs spielen eine wichtige Rolle bei der Vorbeugung von Geräuschproblemen. Jeder Züchter sollte seinen Welpen eine solche CD in von Tag zu Tag steigender Lautstärke vorspielen. Wenn er dies noch mit angenehmen Dingen verknüpft, den Fütterungszeiten, kann er so das Risiko einer späteren Geräuschangst stark mindern. Auch für frischgebackene Welpenbesitzer rentiert sich der Einsatz einer Geräusch-CD in gleicher Weise. Bei Hunden, die schon ein Problem haben, helfen diese CDs eher selten. Die meisten geräuschempfindlichen Hunde nehmen die Klänge aus der Stereoanlage nicht für voll, und damit ist der therapeutische Einsatz nicht möglich. Nur wenn das Tier auf die künstlichen Geräusche reagiert, können sie auch hilfreich eingesetzt werden.

Je besser die Stereoanlage, desto größer ist erfahrungsgemäß die Chance, dass der Hund auf die CD reagiert. Dabei sollte man dann wie folgt vorgehen: CD einlegen und so leise abspielen, dass der Hund nur ganz leicht beunruhigt ist. Dies mehrfach über längere Zeiträume bei exakt gleicher Lautstärke wiederholen oder die CD den ganzen Tag laufen lassen. Wenn der Hund bei dieser Lautstärke cool bleibt, sollte man die Lautstärke geringfügig erhöhen, sodass der Hund wieder eine schwache Reaktion zeigt. Nun abermals wiederholt abspielen, bis auch dies keine Reaktion beim Tier hervorruft.

Als Nächstes spielen Sie die CD bei gleich bleibender Lautstärke nur zeitweise ab. Zu diesen Zeiten sollte der Hund immer sehr angenehme Erlebnisse haben. Zum Beispiel: lebhafte Spiele mit dem Lieblingsspielzeug, viele besondere Leckerbissen über den Boden werfen, intensives Ohrenkraulen, einen mit leckeren Dingen gestopften Kong® geben, eine Mahlzeit Dosenfutter füttern …

Wichtig ist, dass der Hund in dieser Stufe besonders beliebte Dinge bekommt oder erlebt und dass die guten Dinge für den Hund erkennbar aufhören, sobald die CD ausgemacht wird. So gleicht man den bisherigen Erleichterungseffekt aus, denn nun wird der Hund empfinden: Schade, dass es vorbei ist.

Wenn der Hund beim Hören der CD das Spielen oder Füttern sichtbar erwartet, kann von Tag zu Tag die Lautstärke in kleinen Schritten erhöht werden. Wie wir wissen, lernen Hunde stark ortsgebunden, und daher ist es empfehlenswert, den ganzen Prozess an verschiedenen Orten zu wiederholen. Dabei kann man in der Regel schneller vorgehen als beim ersten Mal.

Beim Training mit der CD sind die beiden ersten Schritte, bei denen sich der Hund auf niedrigem Niveau an die Töne gewöhnt, besonders wichtig. Lässt man diese beiden Stufen weg, kann der Hund eine Verknüpfung zwischen den guten Dingen, zum Beispiel dem Ball, und den unangenehmen Emotionen schaffen. Im schlimmsten Fall könnte der Hund Angst vor dem Ball entwickeln.

Das alleinige Arbeiten mit der CD wird bei kaum einem Hund ausreichen, aber es kann ein wichtiger Schritt in Richtung Gelassenheit sein.

Clicker und Geräuschängste

Der Clicker ist das ideale Mittel, um an diesen Problemen zu arbeiten, da auch er ein Geräusch abgibt, auf das der Hund negativ reagieren könnte. Schafft man es, ihm den Klang als sehr positiv zu vermitteln, ist dies ein weiterer Schritt in die richtige Richtung. Natürlich muss man bei solchen Hunden in der Konditionierung besonders vorsichtig sein, umso mehr, je stärker die Ängste des Hundes sind. Vielleicht beginnt man zunächst mit einem Klickwort und steigt erst dann auf einen extraleisen Clicker um, den man jedoch am Anfang nur in der Hosentasche bedient.

Wenn man es später schafft, dem Hund auch einen lauten Clicker schmackhaft zu machen, kann das ein wichtiger Teilerfolg sein.

Angststufe Gelb

Bei der gelben Intensitätsstufe ist der Hund noch voll aufnahmefähig und wirkt nur etwas eingeschüchtert, wenn er mit den Geräuschen konfrontiert wird. Da sich dieses Problem sehr schnell verschlimmern und dramatische Ausmaße annehmen kann, ist sehr dazu zu raten, jetzt trainerisch daran zu arbeiten. Meist reicht eine Gegenkonditionierung des Hundes mit etwas, das der Hund besonders gern mag. Dies könnte sein Bällchen sein, ein gefüllter Kong®, ein Schälchen Feuchtfutter oder eine Handvoll Futterbrocken. Sobald der Hund auf ein Geräusch reagiert, wird gespielt, Kong® geschleckt oder Futter gefressen. Diese starken positiven Erlebnisse sollten schnell die leichte Angst überlagern. Wenn man später dem Hund ansieht, dass er bei Geräuschen mit den guten Dingen rechnet, kann man immer öfter das Mittel der Gegenkonditionierung weglassen.

Angststufe Orange

Hunde der Stufe Orange reagieren meist auf verschiedene Geräusche unterschiedlich intensiv.

Bei manchen kann man sie noch der Stufe Gelb zuordnen und entsprechend vorgehen; wenn sie jedoch stärker reagieren, sind sie für Spielen oder Fressen meist nicht direkt empfänglich. Ihr Körper ist kurz davor oder schon dabei, auf Überlebensstrategien zu wechseln. Auf diese Situationen sollte der Hund vorbereitet werden, indem man ihm ein bestimmtes Verhalten beibringt, das immer stark belohnt wird. Üben Sie mit ihm in entspannten Situationen, dass er auf ein Hörzeichen Ihre Hand berührt. Dafür wird er mit dem Clicker oder einem Klickwort und attraktiven Dingen belohnt. Wenn es bei der Angst beispielsweise um Schussgeräusche geht, könnte man nun in der Nähe eines Schießstands spazieren gehen. Immer wenn ein Schuss fällt, wird der Hund zum Handtouch aufgefordert und dafür mit einem Klick belohnt. Sowohl das gelernte Hörzeichen als auch der konditionierte Clicker helfen dem Hund auf die Belohnungen einzugehen. Der Hund wird so gegenkonditioniert. Wichtig ist es, die akustischen Reize so leise zu halten, dass der Hund noch im gelben Erregungsbereich ist. Dies lässt sich in den meisten Fällen mit Abstandhalten erreichen. Später traut man sich mit viel Einfühlungsvermögen immer näher heran und hilft dem Hund so, auch mit direkterer Konfrontation klarzukommen. Das Ziel ist es, durch das belohnte Alternativverhalten die Angstintensität so weit zu reduzieren, dass der Hund wieder in den gelben Bereich fällt. Dann kann man mit direkter Gegenkonditionierung weiterarbeiten.

Angststufe Rot

Wenn ein Hund diese Stufe erreicht hat, bedeutet dies, dass er in den Angstsituationen keine Kontrolle über sich hat. Bei Geräuschproblemen dieser Intensität beobachtet man dann entweder, dass der Hund panisch flüchtet oder hilflos erstarrt. Der Belgische Schäferhund Alf hatte sich auf die Flucht in die „Höhle“ unter dem Sofa fixiert. Andere Hunde laufen auf dem

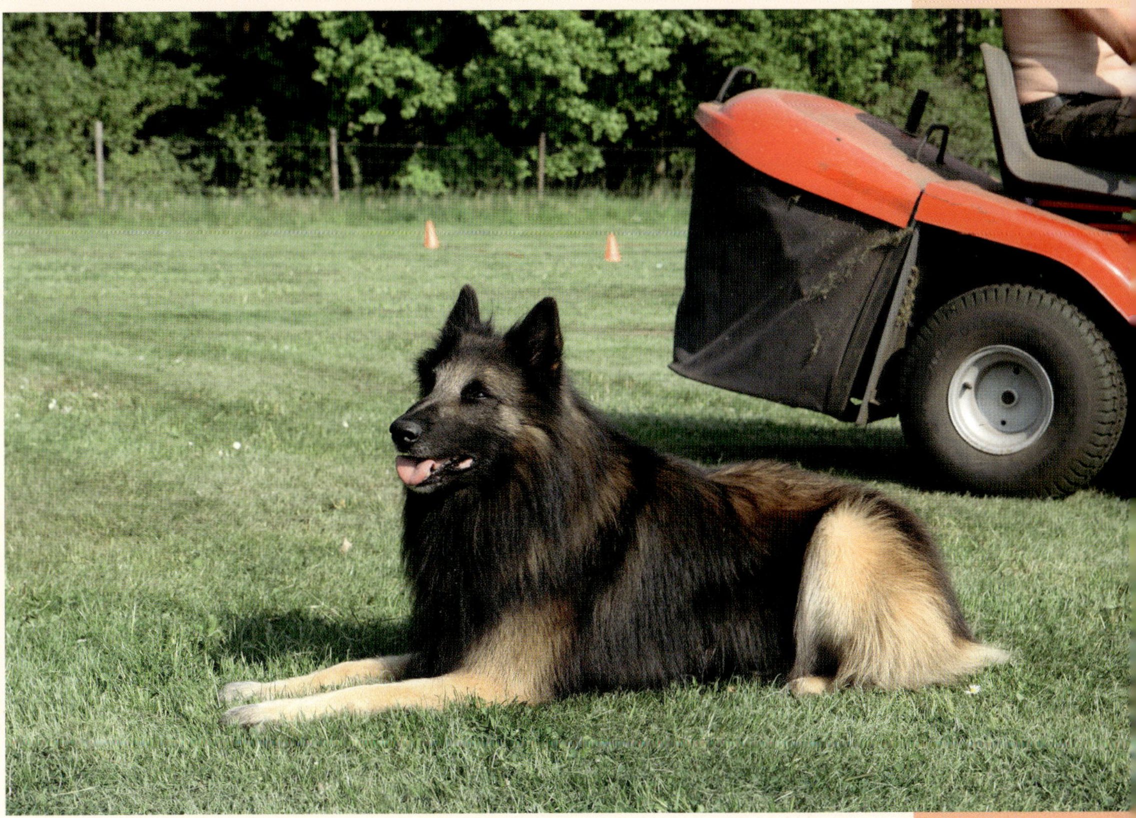

Alf hat gelernt, in der Nähe des lauten Rasenmähers gelassen zu bleiben.

Spaziergang plötzlich zum Auto oder nach Hause zurück. Auch wenn Letzteres für den Hund angesichts des Straßenverkehrs sehr gefährlich ist, kann es bei einer bestehenden Angstproblematik insofern positiv bewertet werden, als dass der Hund überhaupt irgendeine Art von Lösung für seine Situation gefunden hat. Fühlt er sich dagegen hilflos ausgeliefert, bleibt nur ein Häufchen Elend.

Um das zu vermeiden, sollte man als Erstes zu Hause die Fluchtstrategie des Hundes verstärken. Wir wissen, dass Hunde in Panik oft versuchen zu buddeln, vermutlich um sich unter der Erde zu verkriechen. Dazu kann man sein ausgewähltes Plätzchen oder eine andere Höhle besonders gemütlich gestalten und ihm dort viele angenehme Erlebnisse verschaffen. Ein offener Zimmerkäfig oder eine Transportbox, die mit einer Decke abgedunkelt werden, können diesen Zweck gut erfüllen. Je mehr die Höhle versteckt ist, desto besser. Sie könnten den Käfig zum Beispiel hinter einem Sofa platzieren oder unter einem Schreibtisch ein Lager einrichten. Üben Sie nun mit dem Hund, dass er hineingeht, wenn Sie es ihm sagen, und dort bleibt. Solange er drin ist, sollte er gute Erlebnisse haben. Werfen Sie öfter Futterbrocken, Kauknochen und andere leckere Dinge zu ihm hinein. Auch wenn der Hund nicht an seinem Platz ist, wäre es förderlich, heimlich gute Dinge hineinzulegen, die er dann rein zufällig darin findet. Nun kommt der gefüllte Kong® ins Spiel. Wie im Kapitel

„Was tun?“ erklärt, sollte der Hund nach dem Kong® regelrecht süchtig gemacht werden. Idealerweise bekommt er ihn immer in seiner Kuschelhöhle. Mit all diesen Dingen machen wir den gemütlichen Platz zu einer Sicherheitszone. Der Hund hatte dort so viele angenehme Erlebnisse, dass er sich schon gut fühlt, wenn er nur hineingeht. Wenn nun draußen die große Knallerei aufkommt oder ein Gewitter aufzieht, kann sich der Hund an seinen Ort der Sicherheit zurückziehen, und es wird ihm nichts passieren. Natürlich würde ihm auch sonst nichts geschehen, aber das weiß er ja nicht. Sollte er diesen Platz nicht von selbst aufsuchen, schicken Sie ihn dorthin. Nun geben Sie ihm an diesem Platz seinen gestopften Kong®, und mit etwas Glück wird er sich damit beschäftigen und so seinen Stress abbauen.

1

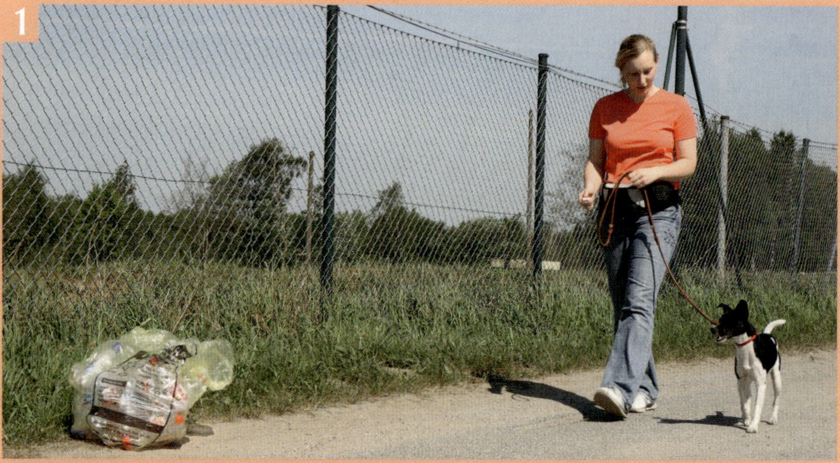

Viele Hunde reagieren ängstlich auf Müllsäcke, weil diese eine plötzliche Veränderung auf ihrem gewohnten Weg bedeuten.

2

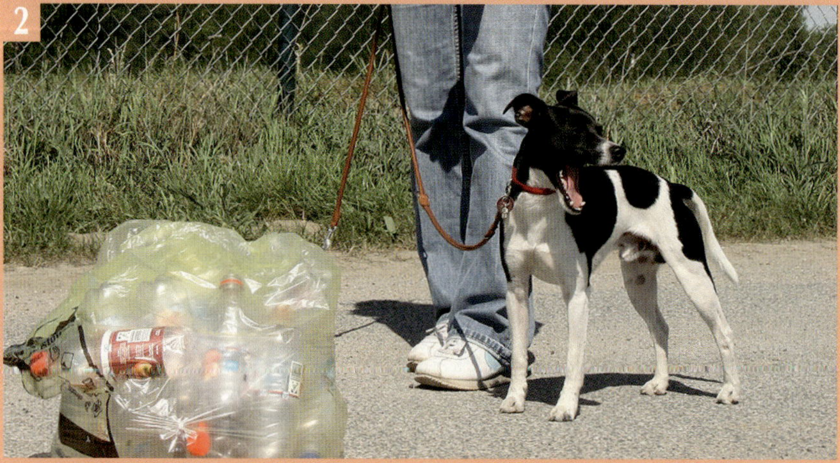

Das Gähnen ist oft ein Hinweis auf einen inneren Konflikt beim Hund.

Medikamente bei Geräuschangst

In fortgeschrittenen Fällen von Geräuschangst, besonders wenn schon die ersten Reizübertragungen geschehen sind, raten wir zu einer medikamentösen Unterstützung. Bei Silvesterproblemen kann es sinnvoll sein, schon bei einem Hund der orangen Problemintensität zu handeln. Viel zu oft kommt es vor, dass ein Hund von Jahr zu Jahr mehr in Richtung Panik abgleitet. Wenden Sie sich an einen Tierarzt, der auf diesem Gebiet sehr erfahren ist.

Angst vor Dingen

Der dreieinhalbjährige Sheltierüde Darwin hat Angst vor Türmen und Windenergieanlagen. Immer wenn seine Besitzer, die

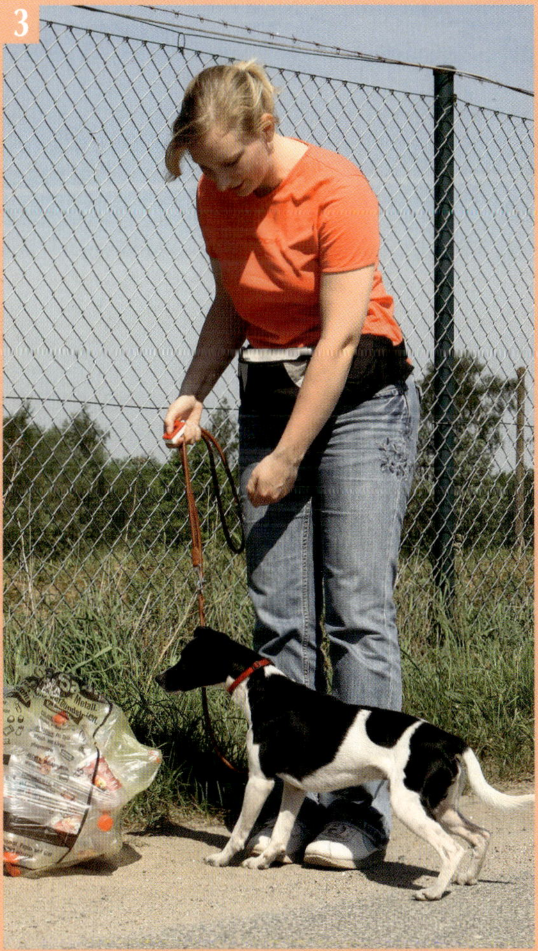

Tommy bekommt nun für jede Annäherung einen Klick. Bei solchen Übungen ist immer auf eine lockere Leine zu achten, damit der Hund ausweichen kann, wenn er möchte.

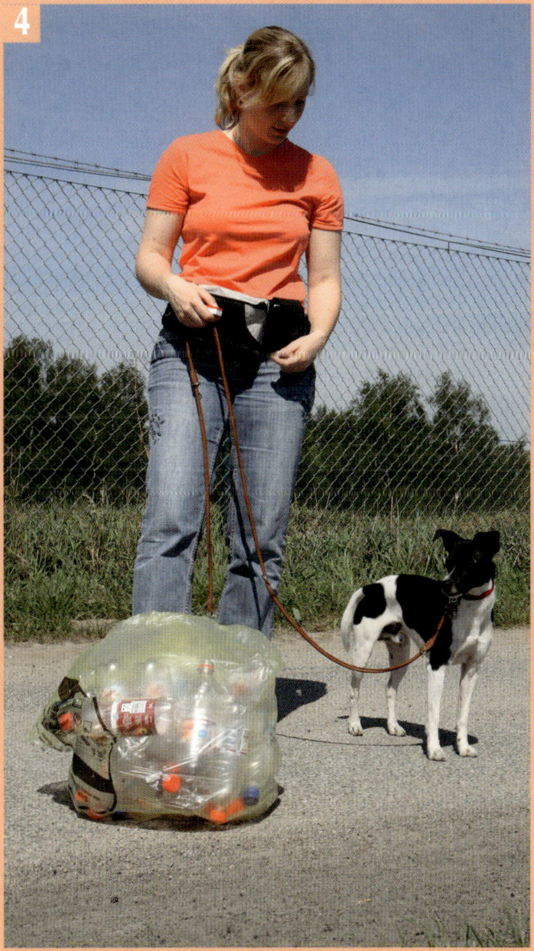

Nun schaut sich Tommi den Müllsack schon viel gelassener an.

beiden Biologen Hans und Rika, mit ihm am Deich spazieren gehen, macht Darwin einen großen Bogen um jeden Leuchtturm und jedes Windrad. Sie glauben, er hat Angst, dass ihm die Riesendinger auf den Kopf fallen, was man in Anbetracht von Darwins Perspektive nur zu gut verstehen könnte. So wie er leben viele Hunde mit Ängsten vor bestimmten Dingen des täglichen Lebens. Mülltonnen, Kinderwagen, Fahrräder, Bobbycars, Drachen, Müllautos, Lastwagen und Tiere wie Pferde, Kühe und Schafe sind Beispiele für typische Angstobjekte. Dann wären da noch Dinge, vor denen sich viele Hunde in der Wohnung fürchten. Allen voran der Staubsauger und der Besen, dann Mixer, Toaster und Fellbürste oder Krallenschere. Nicht an jedem dieser Angstprobleme muss man arbeiten, mit vielen kann man sich ganz gut einrichten, indem man die Situationen managt. Zum Staubsaugen bringt man den Hund in einen anderen Raum oder schickt ihn in den Garten. Kinderwagen, Pferden und Kühen kann man ausweichen, aber bei Mülltonnen wird's schon schwierig.

Beispiele und übertragbare Lösungen

Wir zeigen hier einige Beispiele, die sich leicht auf andere Situationen übertragen lassen.

Staubsauger

Das Problem aus der Sicht des Hundes ist klar: Das ist ein stinkendes, Krach machendes Ding, das wild durch die Wohnung fuhrwerkt und einen nicht in Ruhe lässt. Eine einfache Lösung wäre, dem Hund immer einen Platz zuzuweisen, von dem man beim Staubsaugen demonstrativ gebührenden Abstand hält. Ideal dafür wäre eine Box, das Körbchen oder ein erhöhter Liegeplatz. Wenn man dort saugen möchte, bekommt der Hund vorher einen neuen sicheren Platz zugeteilt. Dadurch muss er sich nicht verfolgt fühlen und flüchten, was wieder ein Gefühl der Erleichterung … Sie wissen es inzwischen. Allein diese Vorgehensweise wird dem Hund helfen, den Staubsauger zu akzeptieren und keine schlimmen Angstzustände mehr zu empfinden. In schlimmeren Fällen raten wir dazu, diese Technik noch mit dem Kong® zu unterstützen.

Bürsten

Auch hier müssen wir versuchen, gegen das Gefühl der Erleichterung anzutrainieren. Als Erstes sollten Sie aber Ihre Bürste einmal kritisch anschauen. Mit manchen Hundebürsten würden Sie sich selbst auch nicht bürsten lassen. Besorgen Sie sich eine neue weiche Borstenbürste, wenigstens zum anfänglichen Üben. Nun statten Sie sich mit den besten Leckerchen und dem Clicker aus und trainieren wie folgt:

Zeigen Sie dem Hund die Bürste und klicken für das Ansehen der Bürste. Wiederholen Sie dies direkt nacheinander sehr häufig, damit der Hund ein wenig enttäuscht ist, wenn Sie aufhören. Machen Sie eine Übungseinheit täglich, und wenn Sie merken, dass der Hund sich freut, die Bürste zu sehen, können Sie anfangen, diese so weit auf den Hund zuzubewegen, dass er noch nicht ausweicht. Klicken Sie, während die Bürste dem Hund so nah ist, ziehen diese aber sofort zurück und geben dem Hund ein Leckerchen. Dies wiederholen Sie wie oben und arbeiten sich so von Übungseinheit zu Übungseinheit näher heran, bis Sie den Hund damit berühren.

Dann muss der Hund für seine Klicks immer längere Berührungen aushalten. Am besten streichen Sie am Anfang nur mit dem Bürstenrücken übers Fell. Genauso kann man vorgehen, um den Hund an die Krallen- oder Zeckenzange zu gewöhnen.

Mülltonnen und gelbe Säcke

Der wesentliche Grund, warum so viele Hunde auf Müllbehältnisse reagieren, ist, dass diese nicht immer da sind, sondern plötzlich über Nacht in der gewohnten Umgebung erscheinen. Teil der Problemlösung ist es deshalb, ein paar Mülltonnen oder gelbe Säcke länger stehen zu lassen, um mit ihnen Klick-für-Blick üben zu können. Findet der Hund die Mülltonnen dann grundsätzlich okay, übt man nur noch, wenn wirklich Abfuhr ist. Erst gibt es die Klicks fürs Ansehen der Mülltonnen, später dafür, dass der Hund locker vorbeigeht. Wichtig ist, mit den Klicks immer auch dann aufzuhören, wenn man die Tonnen passiert hat.

Auch Sheltie Darwin hat mit der universalen Klick-für-Blick-Technik gelernt, locker an Türmen jeder Art vorbeizugehen. Zunächst haben Rika und Hans aus der Entfernung das Ansehen einzelner Leuchttürme beklickt, dann Windräder, die er noch etwas unheimlicher fand, weil sie sich bewegten. Da Darwin Spielen viel toller findet als Leckerchen, durfte er als Belohnung für die Klicks mit seinem Lieblingsspielzeug ein Zerrspiel machen.

Aus der sicheren Position heraus lernt Bagira mit Klick-für-Blick, dass Schafe nicht gefährlich sind.

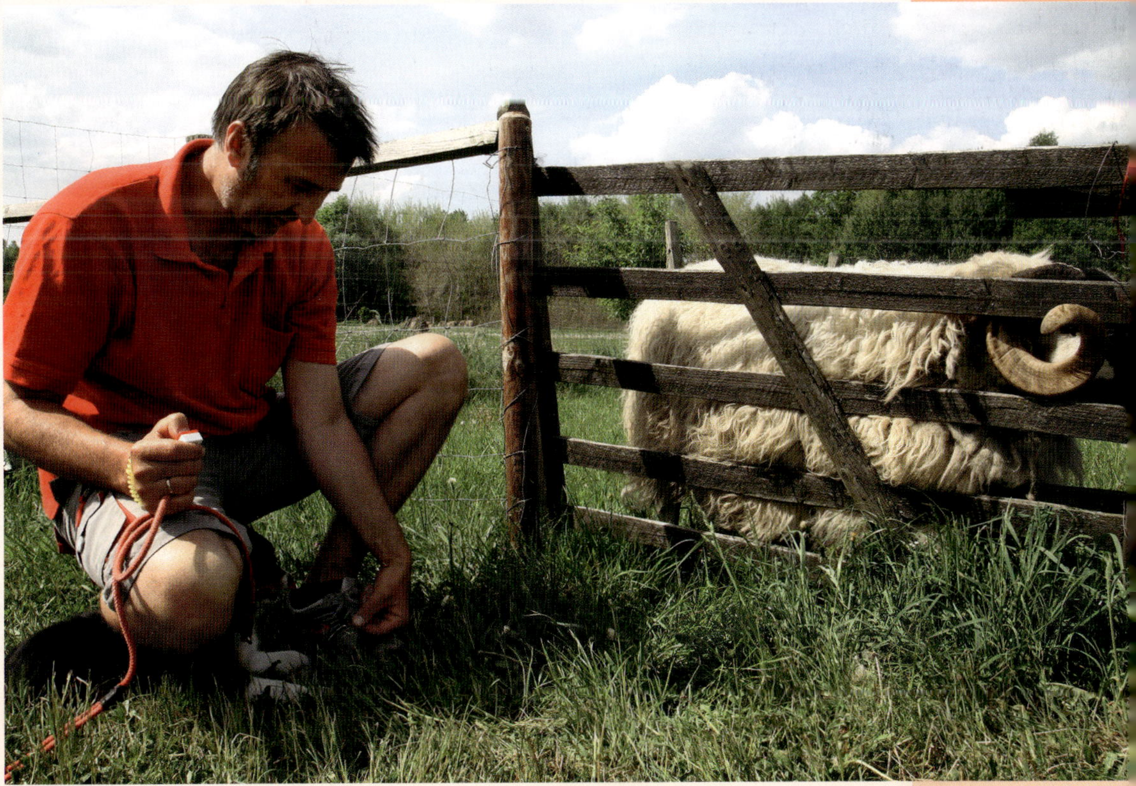

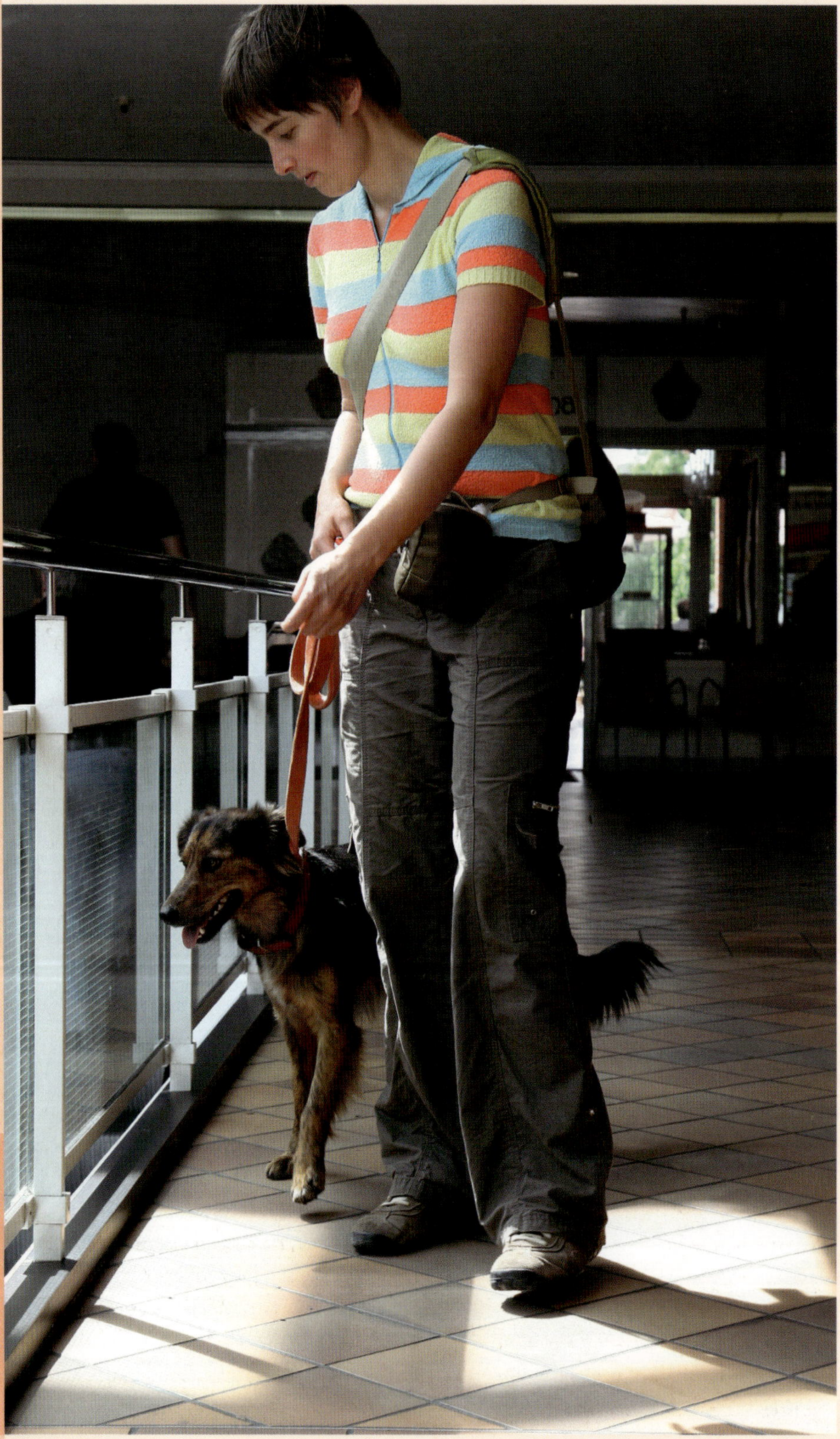

Je mehr Angstsituationen im Alltag überwunden werden, desto stärker das Selbstbewusstsein. Hier hat die Hündin Malka nicht nur das Treppensteigen auf glatten Böden geübt, sondern schaut auch noch von oben herunter.

Angst vor anderen Tieren

Bei Angst vor anderen Tieren eignet sich gut die Klick-für-Blick-Technik, denn in den meisten Fällen braucht der Hund ja nicht näher heran, sondern soll lernen, einfach entspannt vorbeizugehen. Die betreffenden Tiere sollten möglichst hinter einem Zaun oder angebunden sein, damit keine Schreckerlebnisse entstehen können. Eines der schwierigsten Angstprobleme ist die Angst vor Insekten, vor allem wenn der Hund gestochen wurde und die Angst daher schmerzverknüpft ist. Erfahrungsgemäß ist es nahezu unmöglich, daran gezielt zu üben, da solche Tiere jederzeit überraschend auftreten können. Wir empfehlen, den Hund in kritischen Situationen mit dem Hand-Kong zu beruhigen, um die Angst im Zaum zu halten und eine Verschlimmerung zu verhindern.

Angst vor Situationen

Die junge Hovawarthündin Debbie ist der ganze Stolz ihrer Besitzerin Hella, die mit ihr später ihre kleine Hundezucht weiterführen möchte. Debbie hat ein sehr ausgeglichenes Wesen, ist freundlich und wohlerzogen. Ihr einziges Problem war, dass sie keine Treppen hinuntergehen mochte. Eigentlich sollte sie aber mit der zweiten Hovawarthündin der Familie im geräumigen Keller gefüttert werden. Da eigene Trainingsversuche nicht gefruchtet hatten, suchte Hella professionelle Hilfe.

Beispiele und übertragbare Lösungen

Wie Debbie gibt es viele Hunde, die nicht generell ängstlich sind, aber trotzdem ein kleineres oder größeres spezielles Angstproblem haben.

Treppensteigen

Debbies Treppenproblem konnte recht schnell innerhalb einer Trainingsstunde mit freiem Shaping gelöst werden. Sie kannte den Clicker schon, und wir konnten direkt damit beginnen, sie neben dem Haus für jeden Schritt in Richtung der Außentreppe zum Keller mit einem Klick zu belohnen. So bekam sie eine Vorstellung davon, was wir von ihr wollten. Für jeden Klick musste sie immer einen Schritt weiter zur Treppe gehen. Bald waren wir an der ersten Stufe angekommen. Debbie durfte, wann immer sie wollte, zurückgehen, um Klicks zu bekommen, wurde aber mit der Leine an der Flucht gehindert. Bereits nach kurzer Zeit entschied sie sich, einen Fuß auf die erste Stufe zu setzen. Sofort gab es einen Klick und unter starkem Lob ein besonderes Leckerchen. Debbie zog sich wieder zurück, machte aber gleich einen weiteren Versuch. Nachdem sie noch zweimal für eine Pfote auf der ersten Stufe geklickt wurde, musste sie beide Pfoten draufsetzen. Auch das schaffte sie, und bald ging sie für den Klick bis zur dritten Stufe. Nun kam plötzlich ein unerwarteter Durchbruch, und Debbie lief die ganze Treppe hinunter, wo die wartende Hella sie in die Arme schloss. Von nun an konnte man Debbie kaum noch vom Treppensteigen abhalten, und sie lernte in kürzester Zeit auch die Innentreppe hinunterzulaufen. Alle Beteiligten staunten nicht schlecht über diesen weiteren, schnellen Erfolg der wunderbaren Clickertechnik.

1

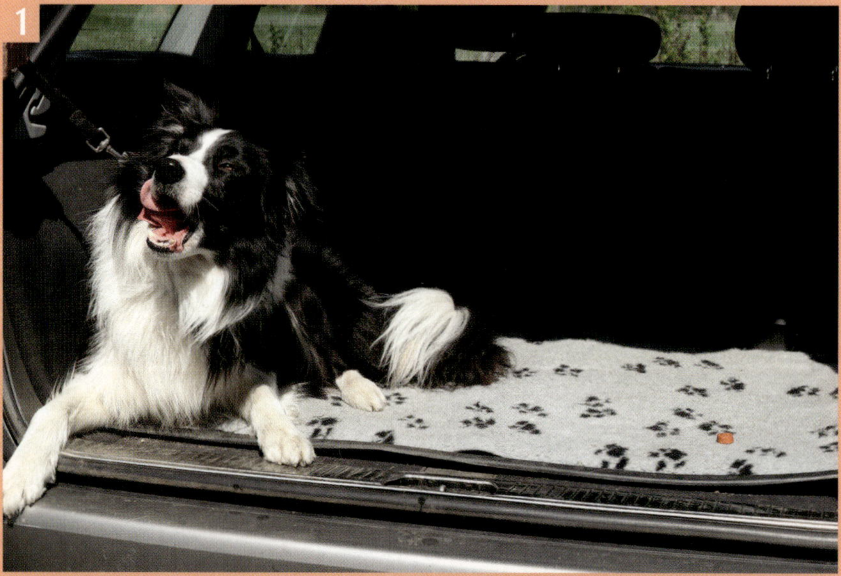

Angelo sieht das Leckerchen, darf es aber nicht nehmen.

2

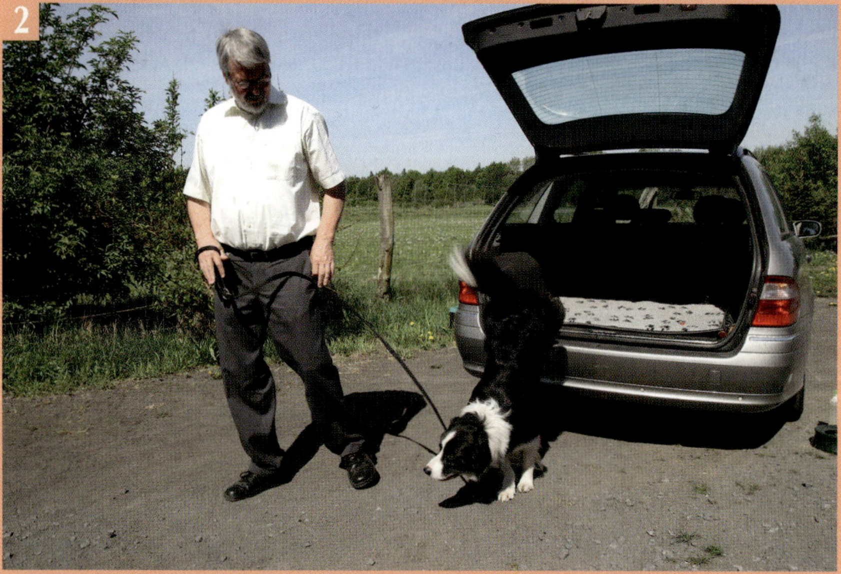

Hans-Georg und Angelo gehen auf den Spaziergang und lassen das Leckerchen im Auto zurück.

Autofahren

Angst vorm Autofahren ist ein häufig auftretendes Problem bei Hunden, das verschiedene Ursachen haben kann. In den meisten Fällen haben die Hunde Angst davor, weil sie während der Fahrt seekrank werden. Hier hilft es oft schon, den Hund in einer abgehängten Box zu transportieren oder die

3

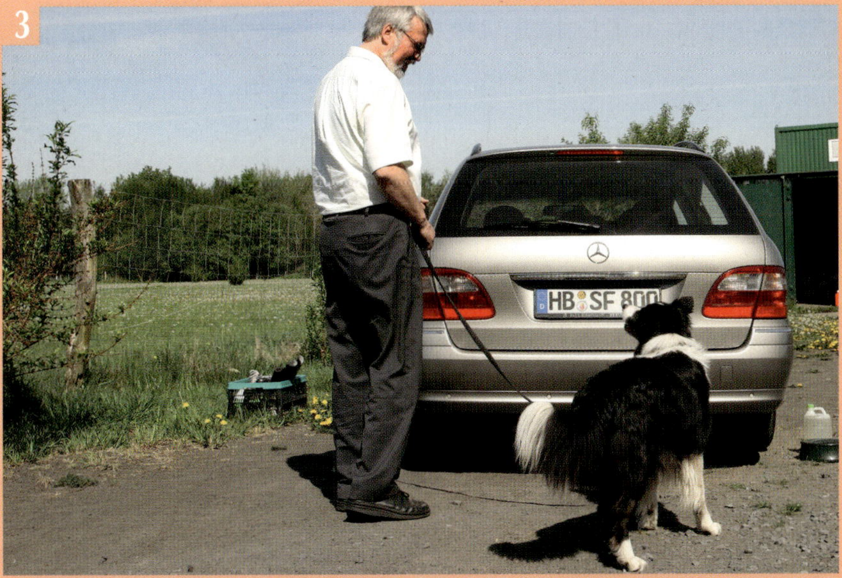

Beim Zurückkommen freut sich Angelo schon aufs Einsteigen.

4

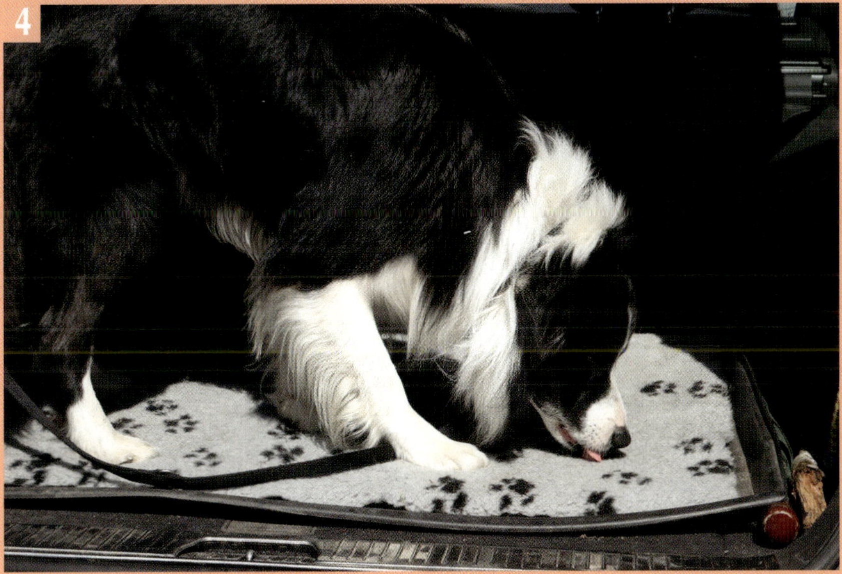

Endlich!

Sicht nach außen anders zu versperren. Es scheinen oft die optischen Reize zu sein, die Übelkeit auslösen, manchmal verbunden mit Speicheln, Erbrechen oder beidem.

Der zweijährige Schäferhund-Mix Samuel wollte nicht mehr ins Auto einsteigen, nachdem zweimal seine Rute in der Heckklappe eingeklemmt wurde. Seine Besitzerin Berit war schon ganz verzweifelt, zumal sie sich auch Vorwürfe machte, ihrem Hund dies angetan zu haben. Samuel ließ sich ungern am Halsband ins Auto verfrachten, wollte aber auch nicht selbstständig einsteigen. In einer einzigen Trainingsstunde war das Problem gelöst. Zunächst wurde der Hund auf den Clicker konditioniert, und dann begann das Training. Wir stellten einen Teller mit einem Löffel voll Feuchtfutter ins Heck des Autos und hoben ihn hinein. Dabei gab es einen Klick und er durfte sich vom Teller bedienen. Ein weiterer Löffel Feuchtfutter kam auf den Teller, aber wir hinderten Samuel daran, es zu nehmen. Er musste nun aussteigen, was er widerwillig tat, mit einem Ausdruck im Gesicht, der zu sagen schien: „Haben wir nicht etwas vergessen?" Beim zweiten Mal Einsteigen musste ihm so schon weniger geholfen werden, und ab der vierten Wiederholung hatte Samuel gelernt, auf ein Hörzeichen einzusteigen. Für jedes Einsteigen klickten wir, gaben ihm aber bald Belohnungen nur noch aus der Hand. Vorher hatte Berit immer versucht, ihren Hund mit den leckersten Sachen ins Auto zu locken, und hatte damit den Konflikt nur verstärkt. Nun war es, mit anfänglicher Nachhilfe, bald die freie Entscheidung des Hundes. Der Klick gab ihm das deutliche Zeichen, dass diese Entscheidung gut und sicher für ihn war. Ähnlich funktionierte die Sache bei dem Border Collie-Rüden Angelo. Er hatte nach Spaziergängen offenbar keine Lust, ins Auto einzusteigen. Der Grund war eine Mischung aus Angst vor dem Einsteigen und der Unlust, den Ausflug zu beenden. Sein Herrchen sollte nun immer vor dem Spaziergang und vor Angelos Augen ein Stück Wurst ins Heck des Kombis legen. Nun musste Angelo aussteigen und die Wurst zurücklassen. Daran erinnerte er sich nach dem Spaziergang und entwickelte nach wenigen Wiederholungen ein starkes Interesse am Einsteigen. Eine sehr simple Technik, die schon vielen Hunden geholfen hat.

Tierarztpraxis

Die Angst vor dem Tierarzt und sogar schon vor dem Betreten der Praxis ist weitverbreitet. Sie kann sehr leicht entstehen, wenn man nicht schon beim Welpen dafür sorgt, dass er als Erstes eine positive Verknüpfung damit hat. In leichten bis mittelschweren Fällen, in denen der Hund die Praxis noch – widerwillig – betritt, kann der gefüllte Kong® sehr helfen. Bereiten Sie ihn schon zu Hause in Anwesenheit des Hundes vor und lassen Sie ihn daran schnuppern. Dann fahren Sie mit Kong® und Hund zur Praxis und gehen hinein. Der Vierbeiner darf nun drinnen ein wenig am Kong® lecken und muss ihn dort lassen, während Sie mit ihm hinausgehen. Nach kurzer Zeit gehen Sie nochmals hinein und lassen ihn erneut kurz am Kong® schlecken. Wiederholen Sie dieses Spiel mehrfach, und bald wird er gern mit hineingehen. Auch hierbei wirkt das einfache Prinzip, dass der Hund bisher immer erleichtert war, wenn er die Praxis verlassen durfte. Nun ist er erleichtert, wenn er endlich hineindarf.

Alleinsein

Jedes Problem mit dem Alleinsein wird landläufig immer noch nach der Pauschaldiagnose Trennungsangst benannt. Viele Trennungsschwierigkeiten hängen aber überhaupt nicht mit Angst zusammen, sondern haben andere Gründe. Was wirk-

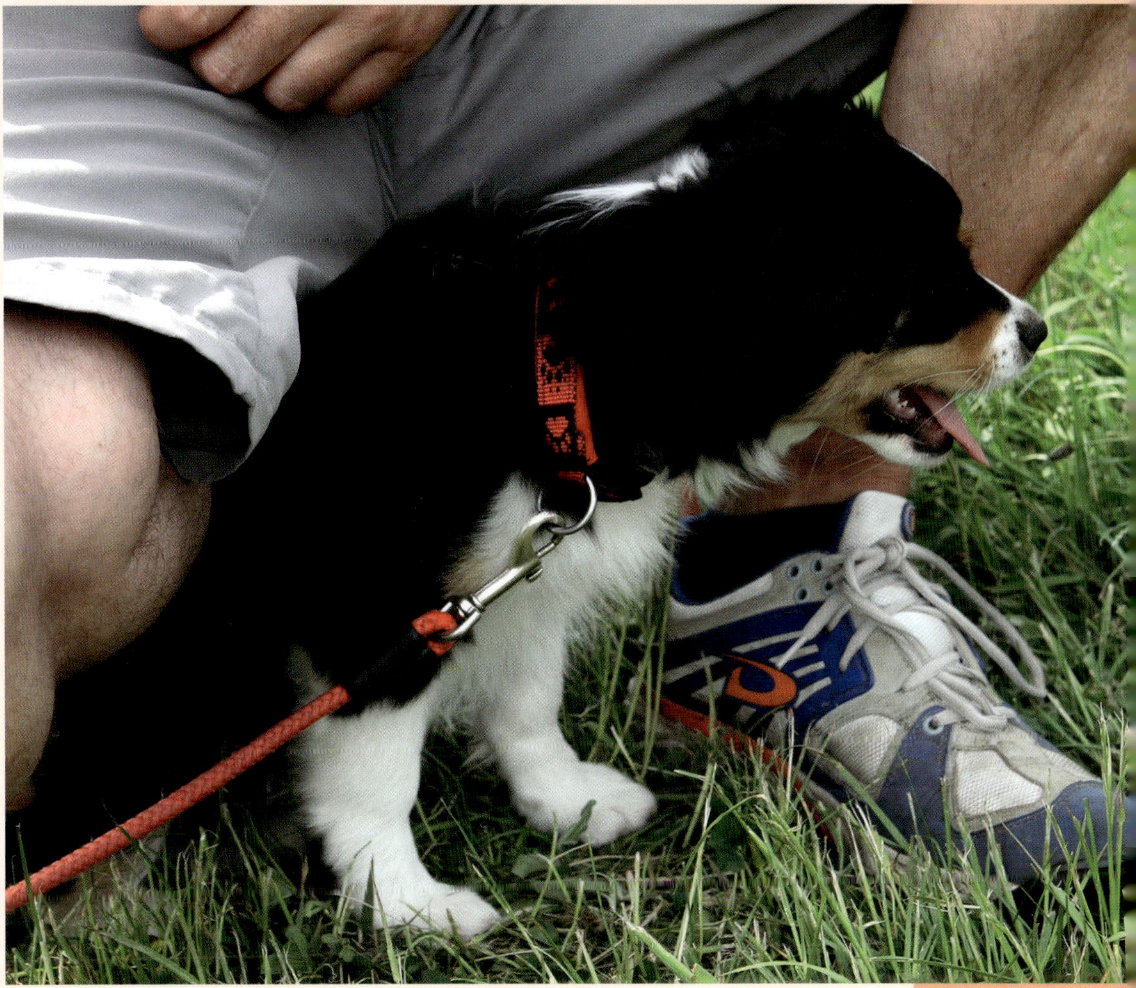

Alleinsein müssen Hunde von klein auf lernen. Die kleine Bagira weiß aber schon, dass sie bei ihrem Herrchen Sicherheit findet, wenn die beiden unterwegs sind.

lich in einem Hund vorgeht, während er allein gelassen wird, kann man recht gut sehen, wenn man eine Videoaufnahme der Situation erstellt. Schätzen Sie mithilfe des Videos möglichst genau den Gefühlszustand Ihres Hundes ein.

Das Video der zweijährigen Tibet-Terrier-Hündin Linda, deren Besitzerin kürzlich umgezogen war, zeigte echte Angst. In der neuen Wohnung kamen plötzlich Probleme auf, wenn die Besitzerin den Hund allein zurückließ, um zu ihrer Grundschule zu fahren, wo sie als Lehrerin tätig war. Ihre neuen Nachbarn hatten sich besorgt nach dem Hund erkundigt, weil er morgens immer jaulte.

Angststufe Gelb

Bei Hunden, die sich offensichtlich unwohl fühlen, aber auf der Videoaufnahme keine schlimme Angsterregung zeigen, kann folgende Technik gut helfen, die wir auch bei jungen Hunden einsetzen, um ihnen das Alleinsein beizubringen. Die Situation wird einfach umgekehrt: Der Hund lernt, dass es gut für ihn ist, wenn sein Mensch geht, und eher ungünstig, wenn er wieder kommt. Ähnlich wie beim Boxtraining bekommt der Hund einen befüllten Kong®, und sofort verlassen Sie den Raum. Innerhalb kurzer Zeit kommen Sie zurück und nehmen den Kong® an sich. Nach ein paar Wiederholungen wird der Hund darauf warten, dass Sie endlich gehen, damit er seinen Kong® wieder für sich hat. Bald werden Sie gehen können und den Hund für immer längere Zeiten allein zu Hause lassen können.

Angststufe Orange

Diese Hunde zeigen auf dem Video deutliche Anzeichen von Stress. Meist bellen und jaulen sie, kratzen an der Tür oder am Türrahmen. Wenn man zurückkommt, sieht man den Hunden die starke Erleichterung an und sie beruhigen sich nur langsam. Von dieser Kategorie ist auch unser Beispielhund Linda. Bei ihr haben wir mit folgender Technik des COAPE-Instituts trainiert: Der Hund wurde erst an ein optisches Signal gewöhnt, das anzeigt, dass Frauchen nicht zur Verfügung steht. In diesem Fall war es ein Mobile mit Glöckchen, das günstigerweise beim Aufhängen leise klingt, was das Signal noch deutlicher macht. Jeden Tag gab es für Linda kurze Zeiten, in denen ihre Besitzerin das Mobile aufhängte und sich nicht um ihren Hund kümmerte. Nur zu dieser Zeit bekam Linda ihren gefüllten Kong®, den sie von Anfang an richtig gut fand. Nach etwa einer halben Stunde hängte Lindas Frauchen das Mobile wieder ab und nahm ihr den Kong® weg.

Die Technik funktioniert ähnlich wie in Stufe Gelb beschrieben, mit dem großen Vorteil, dass der Hund nicht wirklich allein bleiben muss, um das Prinzip zu lernen. Bei Linda fiel das Training mit den Sommerferien zusammen und nach zwei Wochen wurde sie zum ersten Mal wirklich allein gelassen. Die Besitzerin stellte die Videokamera auf, hängte das Mobile auf und gab Linda ihren gestopften Kong®. Nun verließ sie das Haus und kam nach einer Viertelstunde zurück, nahm als Erstes das Mobile ab und den Kong® an sich. Sie begrüßte erst dann Linda wie immer. Auf dem Videoband war nichts zu sehen, da sich die Hündin sofort ins Schlafzimmer verkrümelt hatte. Ihr Schmatzen war allerdings zu hören. Am Ende der Sommerferien konnte Linda schon den ganzen Vormittag allein bleiben, ohne dass die Nachbarn einen Mucks von ihr hörten. Wichtig ist, den Hund ab dem Trainingsbeginn nicht mehr allein zu lassen, bis das Training greift. Wenn man keine Ferien zu Verfügung hat, könnte man die Zeit überbrücken, indem der Hund zeitweise im Auto, bei Freunden, Nachbarn oder Verwandten wartet.

Angststufe Rot

Trennungsprobleme dieser Intensitätsstufe sind mit starker Erregung verbunden, und dies sieht man dem Hund auf dem Video deutlich an. Starkes Hecheln, unkontrollierter Kotabsatz an verschiedenen Stellen und panische Ausbruchsversuche sind typisch dafür. In manchen Fällen kommt man trotzdem noch mit der Technik, die bei Stufe Orange beschrieben wurde, zum Ziel. Oft sollte dies jedoch in Zusammenarbeit mit einem Tierarzt medikamentös unterstützt werden.

Weitere Gedanken

Es gibt Fälle von Trennungsproblemen der Stufe Rot, die trainingsresistent sind, weil sie schon sehr lange anhalten. Wenn ein Training keinerlei Verbesserung der Angst bringt, ist es sinnvoll, für den Hund eine andere Lösung zu suchen. Vielleicht gibt es einen Hundesitter, Großeltern, Nachbarn oder sonst jemanden, der Ihren Hund betreuen kann, wenn Sie nicht zu Hause sind. Es lohnt sich auch, mal mit einem befreundeten Hund auszuprobieren, ob der eigene Hund besser zu zweit „allein" bleiben kann. Dann wäre ein weiterer Hund eine Möglichkeit die Situation zu entspannen, der allerdings keine Trennungsprobleme haben dürfte. Einen Welpen dazuzunehmen ist in einem solchen Fall eher nicht ratsam.

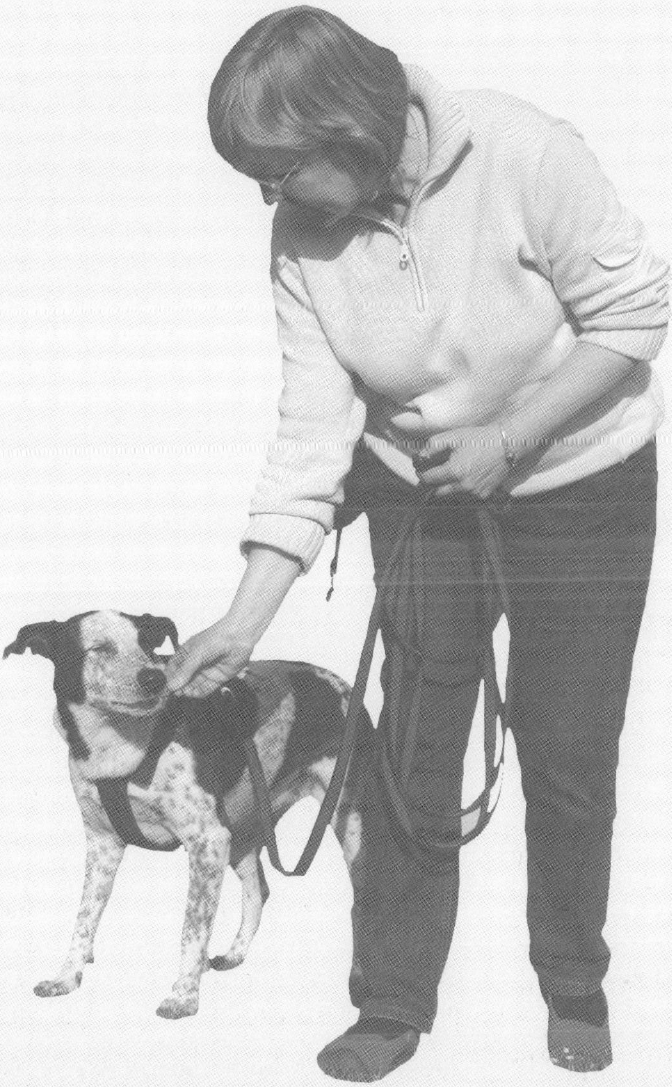

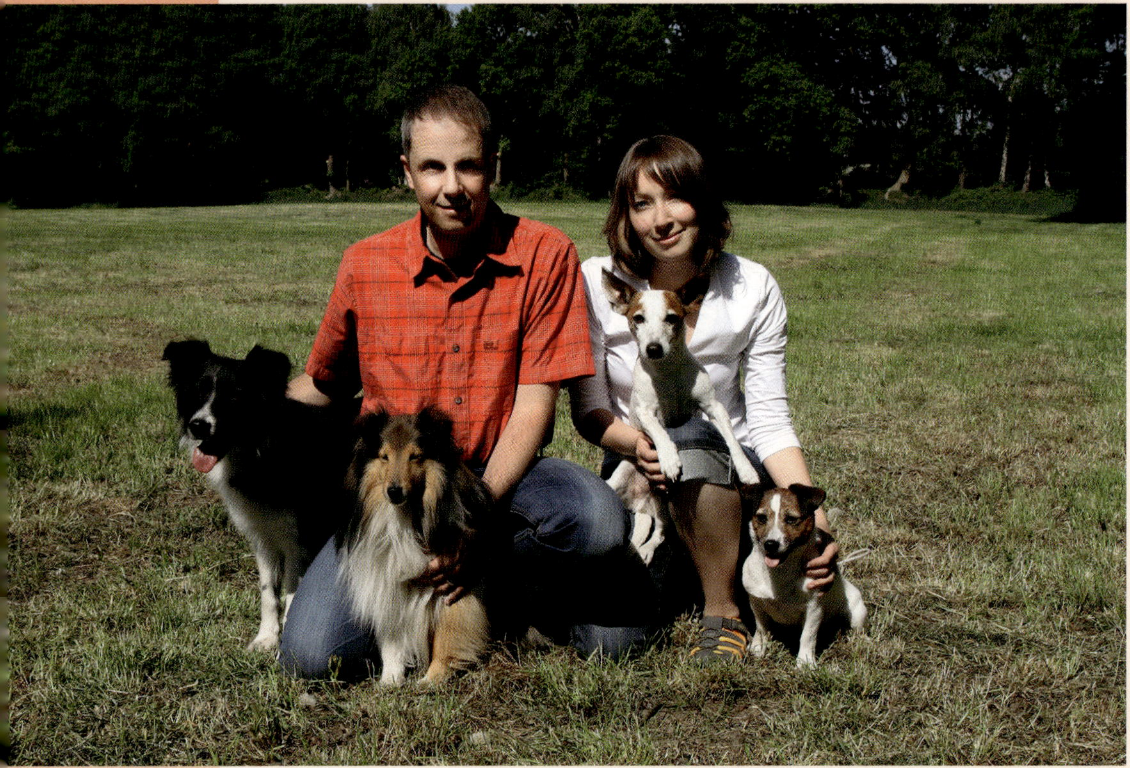

Rolf C. Franck und Madeleine Grauss mit ihren Vierbeinern.

Nachwort

Der Jack-Russell-Terrier auf dem Titelfoto unseres Buchs heißt James. Bei Erscheinen dieses Buchs wird er schon neun Jahre alt, und irgendwie ist er inzwischen fast ein ganz normaler Hund, wie Rolf C. Franck es ausdrückt.

Durch James hat Madeleine Grauss eine Menge gelernt. Er ist ihr erster Hund und hatte bereits eine ungünstige Vorgeschichte. Die Mutter des Wurfs verstarb, als die Welpen etwa vier Wochen alt waren. Eine wirkliche Sozialisation hat James bei seinen Züchtern nicht erlebt. Dazu kam, dass er die ersten Wochen und Monate im neuen Zuhause ständig krank war und auch dort einiges an Erfahrungen verpasst hat. So ist es nicht verwunderlich, dass er von Anfang an ausgesprochen ängstlich auf die große weite Welt reagierte. Konkret hatte er Angst vor fremden Menschen und Passanten, nach einer schlechten Erfahrung im Welpenalter ganz besonders vor Kindern, außerdem Angst vor lauten Geräuschen, Gewitter und Feuerwerk und allem, was sich plötzlich bewegte.

Um James helfen zu können, begann Madeleine sich intensiv mit Hundeverhalten und verschiedenen Trainingsansätzen zu beschäftigen. Nicht alles, was sie bei Seminaren oder aus Büchern lernte, fand sie gut, vieles hat sie eher intuitiv so gemacht, wie wir es heute im Kapitel „Die Rolle des Besitzers“ empfehlen. Auch James ließ sich nicht für alles begeistern. Mit zwölf Wochen sollte er in die Welpenschule (der erste Besuch blieb auch der letzte); mit sechs Monaten wollte eine Trainerin ihm mit einem Tellington-Körperband etwas Gutes tun (es war vielleicht einfach die falsche Bandgröße für einen solchen Zwerg, aber TTouchs liebt er bis heute). Als James ein Jahr alt war, kaufte Madeleine ihren ersten Clicker; es dauerte ein weiteres Jahr, bevor sie anfing, auch damit zu arbeiten. Mit eineinhalb wurde James Mitglied in einem Agilityverein. Klettern und Hopsen fand er sowieso toll, und an den Geräten zeigte er überhaupt keine Angst. Aber erst, als Madeleine mit James 2002 ihr erstes Agilityseminar bei Rolf C. Franck besuchte, lernte sie ganz nebenbei das Wichtigste über emotionales Training. Ein guter Agilityhund geht mit der Einstellung eines Wikingers in den Parcours und ist sich sicher: „Das kann ich alles“ – nichts anderes wünschen wir uns bei einem ängstlichen Hund im Alltag. Mit dem entscheidenden Verständnis darüber, wie Lernen, Training und die Gefühle des Hundes zusammenhängen, gelang Madeleine auch der Durchbruch bei James' Alltagsängsten.

Von den alten Ängsten ist fast nichts geblieben, in den Situationen, in denen Madeleine speziell mit ihm trainiert hat, ist er geradezu nervenstark geworden. Viele Menschen und Rummel bei Veranstaltungen kümmern ihn nicht im Geringsten, er arbeitet sogar professionell mit Kindern als Schulbesuchshund, und wenn es draußen donnert oder knallt, fühlt er sich unter der Bettdecke pudelwohl.

So wie Madeleine Grauss geht es vielen Besitzern von ängstlichen Hunden. Sie alle lernen zwangsläufig mehr über Hundeverhalten und Training als Besitzer eines unkomplizierten Exemplars. Gleichzeitig sind ängstliche Hunde wahre Persönlichkeitstrainer. Sie fordern von ihren Besitzern jede Menge Geduld und Einsatz und schulen den Blick für eine realistische Erwartungshaltung. Je intensiver Sie sich mit Ihrem Hund und seinen Ängsten beschäftigen, umso enger, verständnisvoller und besser kann die Beziehung zwischen Ihnen werden. Wir hoffen, Sie mit diesem Buch dabei ein Stück voranzubringen.

Rolf C. Franck und Madeleine Grauss
Mai 2008

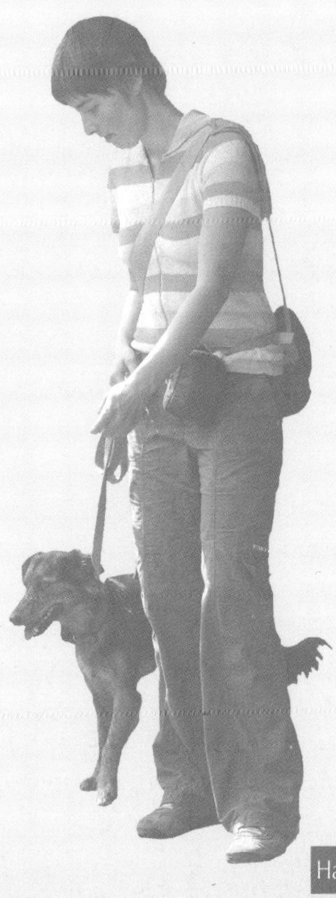

Adressen

Rolf C. Franck Dipl. CABT (COAPE)
und Madeleine Grauss
Professionelle Verhaltensberatung für Heimtierhalter, Partnerschule für Mensch & Hund
www.blauerhund.de

Tolle Hundefotos und Webdesign
www.kiss-the-dog.de

Nardelli, Denise
Der Trick mit dem Klick (DVD)
www.der-trick-mit-dem-klick.de

Lesetipps

Burow, Inka und Nardelli, Denise:
Dogdance
Brunsbek: Cadmos Verlag 2005

Hense, Maria und Sondermann, Christina:
Spiele für die Hundestunde
Brunsbek: Cadmos Verlag 2007

Sondermann, Christina:
Das große Spielebuch für Hunde
Brunsbek: Cadmos Verlag 2005

White, Angela:
Glückliche Hunde, glückliche Gewinner
Rainbow Publishing 1994
www.trainingsladen.de

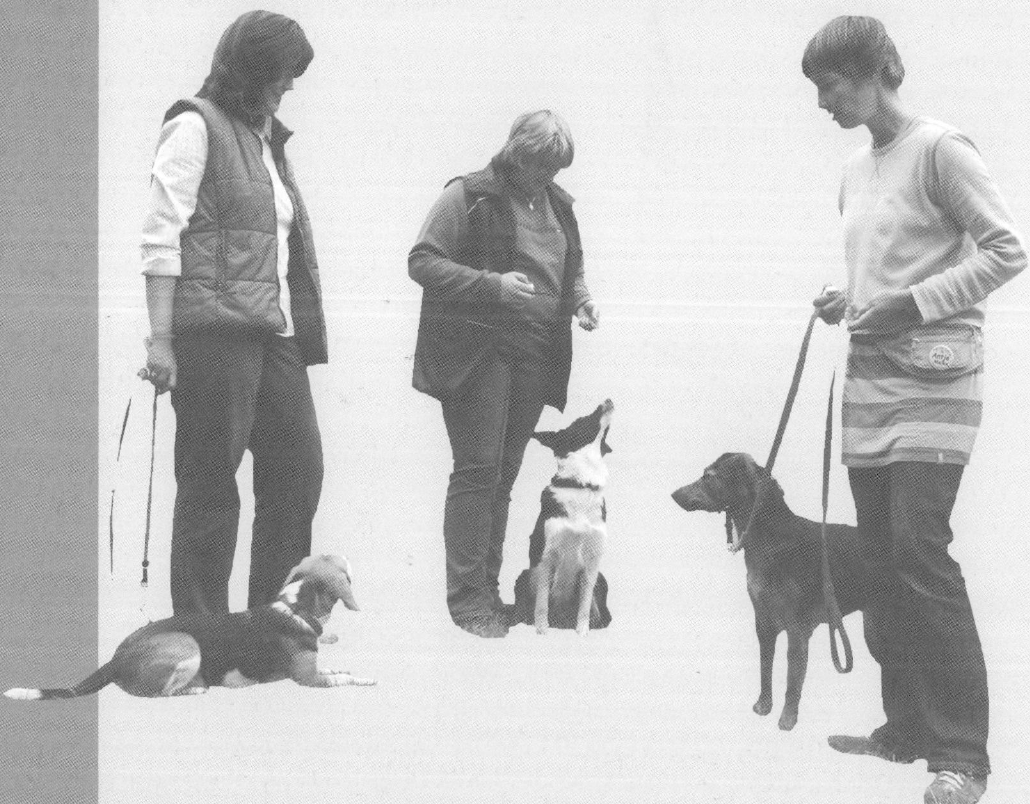

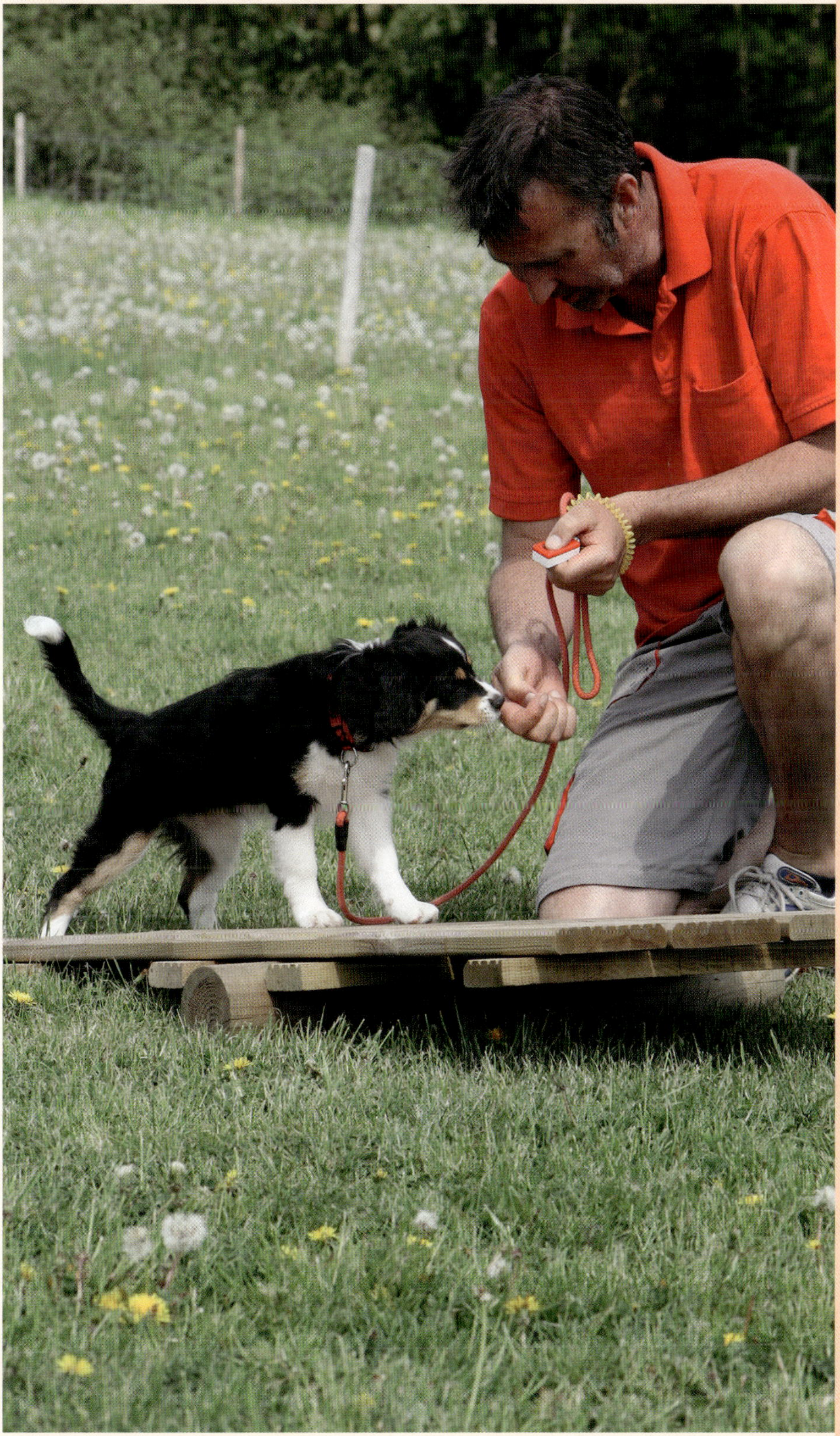

Stichwortregister

CADMOS HUNDEBÜCHER

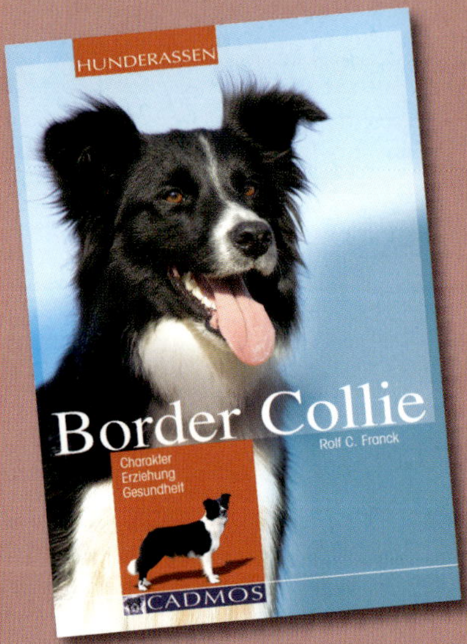

Rolf C. Franck

BORDER COLLIE

Ein Rassehandbuch für alle Freunde dieser hochintelligenten Hütehunde. Es enthält alles was man über den Charakter, die Erziehung und die Gesundheit der Border Collies wissen muss, um diese energiegeladenen und begabten Hunde zu verstehen und ihnen gerecht werden zu können.

80 Seiten
farbig, broschiert
ISBN 978-386127-753-8

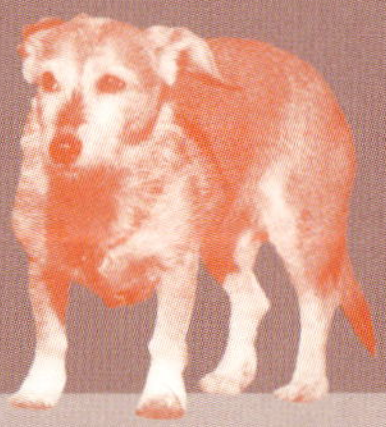

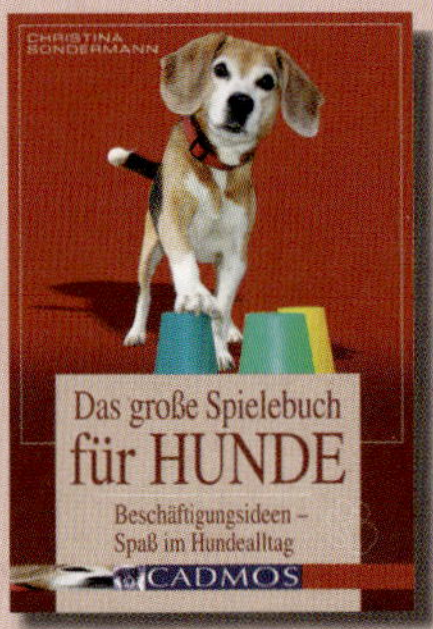

Christina Sondermann

DAS GROßE SPIELEBUCH FÜR HUNDE

Gemeinsame Aktivitäten machen Hund und Mensch Spaß. Sie lasten den Hund aus, geben ihm Selbstvertrauen und stärken die Bindung zwischen Hund und Mensch. Die in diesem Buch vorgestellten Beschäftigungsideen sind leicht umsetzbar und ohne großen Zeitaufwand in den ganz normalen Alltag einzubauen.

128 Seiten
farbig, gebunden
ISBN 978-386127-782-8

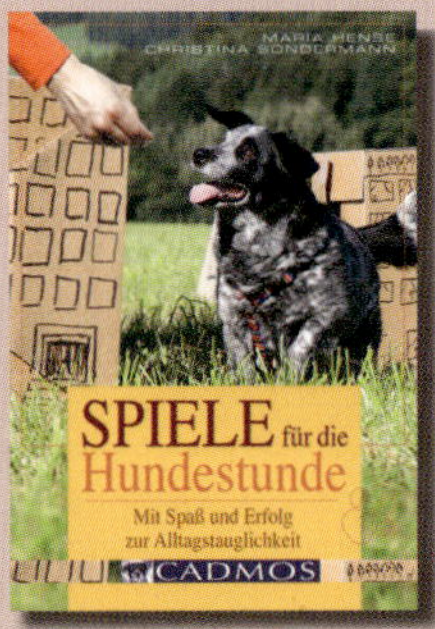

Sondermann/Hense

SPIELE FÜR DIE HUNDESTUNDE

Nie wieder Langeweile in der Hundestunde! Mit einer Vielzahl von Spielvorschlägen rund um die Übungen zur Alltagstauglichkeit sorgt dieses Buch für Spaß und Erfolg im Hundetraining. Es ist eine Ideenfundgrube für Hundetrainer und gibt Anregungen für engagierte Hundebesitzer.

192 Seiten
farbig, gebunden
ISBN 978-386127-797-2

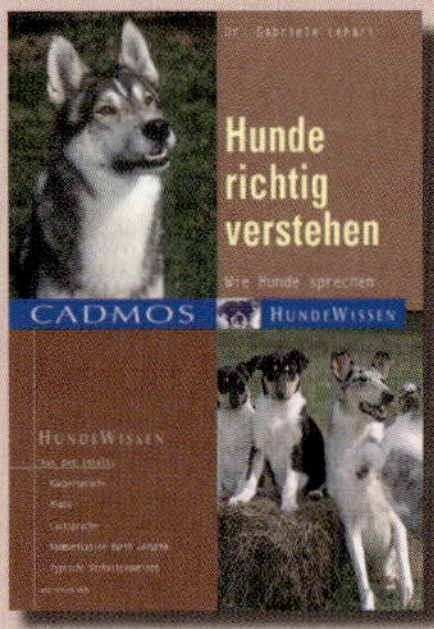

Dr.Gabriele Lehari

HUNDE RICHTIG VERSTEHEN

Wenn wir Hunde richtig verstehen, können wir ihnen auch besser vermitteln, was wir von ihnen verlangen - eine grundlegende Voraussetzung für ein harmonisches Miteinander von Mensch und Hund. Wie man die "Sprache" der Hunde richtig interpretiert und was bestimmte Verhaltensweisen bedeuten, ist in diesem Ratgeber anschaulich erklärt.

32 Seiten
farbig, broschiert
ISBN 978-386127-652-4

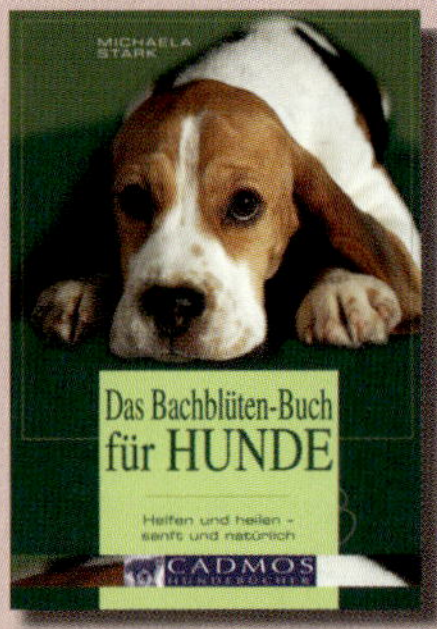

Michaela Stark

DAS BACHBLÜTENBUCH FÜR HUNDE

Ursprünglich als Heilmethode für Menschen entwickelt, haben Bachblüten bei Tieren eine oft noch stärkere Wirkung. Bachblüten bringen Disharmonien zwischen Körper und Seele wieder in Einklang. Dieses Buch stellt die Wirkungsweise aller 38 Bachblüten vor und sagt Ihnen, welche Blüte Ihrem Hund bei welchem Problem am besten hilft.

112 Seiten
farbig, gebunden
ISBN 978-386127-774-3

CADMOS

www.cadmos.de
Cadmos Verlag GmbH · Im Dorfe 11 · 22946 Brunsbek
Tel. 04107 8517-0 · Fax 04107 8517-12 · info@cadmos.de